Lucia Baumgärtner

# Kuchen und Torten vollwertig

Verlockende Rezepte –
köstlich, gesund und unkompliziert



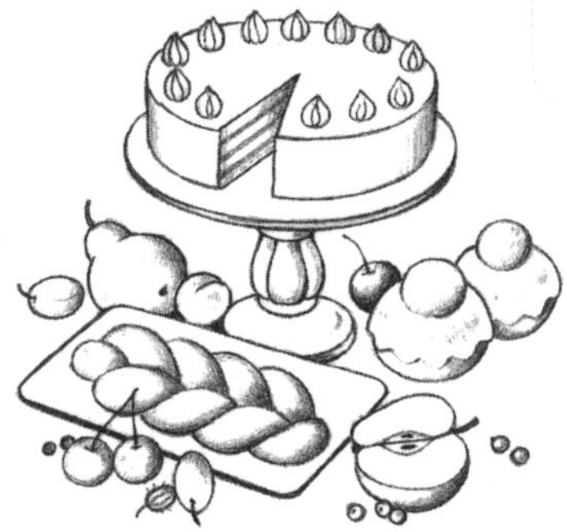

GU

Gräfe und Unzer

Umschlagfotos
Vorderseite: So vielseitig ist die Vollwertbäckerei: Oben Biskuitrolle mit Vanillecreme und Heidelbeeren, Rezept Seite 46; unten links Torte mit gemischten Nüssen, Rezept Seite 80, unten rechts leichte Quark-Joghurt-Torte, Rezept Seite 64.
2. Umschlagseite: Wunderbar leicht und im Handumdrehen gemacht ist die Orangenmousse-Torte mit Frischkäsefüllung. Rezept Seite 75.
3. Umschlagseite: Ohne diese Zutaten ist die Vollwertbäckerei nicht denkbar.
Rückseite: Für jede Jahreszeit das passende Gebäck. Oben Apfelkuchen mit Sonnenblumenkernkruste, Rezept Seite 57; unten links Dinkel-Streuselkuchen mit Zitronenquark, Rezept Seite 33; unten rechts Osterzopf, Rezept Seite 97.

CIP-Kurztitelaufnahme der Deutschen Bibliothek

Baumgärtner, Lucia:
Kuchen und Torten vollwertig; verlockende Rezepte - köstlich, gesund und unkompliziert / Lucia Baumgärtner. - 2. Aufl. - München: Gräfe u. Unzer, 1990
(GU-Vollwert-Kochbuch) (Naturgemäß leben)
ISBN 3-7742-1256-2

2. Auflage 1990


Redaktion: Martina Reigl
Herstellung: Monika Gerretz
Farbfotos: Susi und Pete A. Eising
Zeichnungen: Gerlind Bruhn
Umschlaggestaltung: Heinz Kraxenberger
Satz und Druck: Appl, Wemding
Reproduktion: Brockmann GmbH
Bindung: Sellier, Freising

ISBN 3-7742-1256-2

**Lucia Baumgärtner**
stammt aus Nordbaden. Schon früh wurde durch das Elternhaus ihr Interesse an einer natürlichen und bewußten Lebensweise geweckt. So beschäftigt sich die begeisterte Hobbyköchin schon seit einigen Jahren mit der Vollwertkost. Durch intensive Literaturstudien und viele praktische Erfahrungen vertiefte sie ihre Kenntnisse über gesunde Ernährung. Sie lebt mit ihrer Familie in der Nähe von Hamburg und beschäftigt sich weiterhin voller Begeisterung mit der Entwicklung neuer Vollwertrezepte. Seit 1989 ist sie als freie Mitarbeiterin beim Norddeutschen Rundfunk tätig.

**Wichtiger Hinweis**
Kaufen Sie möglichst nur gereinigtes Getreide. Denn Schmutz und Unkrautsamen (vor allem Samen der giftigen Kornrade) dürfen nicht enthalten sein. Das gleiche gilt auch für das heute wieder häufiger auftretende Mutterkorn, das vor allem den Roggen befällt. Es ist ein deutlich erkennbares, schwärzliches und meist stark vergrößertes Korn. In größeren Mengen verzehrt (etwa 5 bis 10 g) ruft es lebensgefährliche Vergiftungserscheinungen hervor. Die Gefahr ist allerdings relativ gering, wenn Sie, wie empfohlen, gereinigtes Getreide kaufen. Wenn Ihr Händler Ihnen bestätigt, daß das Korn durch eine Reinigungsanlage für Getreide gelaufen ist, können Sie sicher sein, daß es keine Rückstände enthält.

# Inhalt


**Ein Wort zuvor** 5

**Die Vollwertbäckerei** 6

Wissenswertes zum vollwertigen Backen 6
Wichtige Tips für die Praxis 6
Geräte und Backutensilien 8
Tips zum Verzieren und Garnieren 9
Das Einkaufen der Zutaten 11
Vollwertige Backzutaten von A bis Z 11

**Köstliche Rührkuchen** 16

Englischer Teekuchen 16
Napfkuchen aus Quark-Rührteig 19
Zitronen-Sandkuchen 19
Irish Tea Brack 20
Marmorkuchen 21
Kuchen für den Kindergeburtstag 22
Elsässer Rührkuchen 22
Kleine Törtchen (Variante) 23
Festtagsgugelhupf 23

**Kuchen mit Nüssen und Gewürzen** 24

Nußkuchen mit Buchweizen 24
Schokoladenkuchen 25
Honig-Nußkuchen 25
Gefüllter Plunderring 26
Rehrücken mit Marzipanröllchen 27
Grundrezept Honigmarzipan 28
Gewürzkuchen mit Mandelkruste 28
Orangen-Mandelkuchen 29
Zimt-Nußkuchen 30

**Duftende, frische Blechkuchen** 31

Altländer Butterkuchen 31
Apfelbutterkuchen (Variante) 31
Bienenstich mit Mascarponefüllung 32
Kokosbienenstich (Variante) 32
Dinkel-Streuselkuchen mit Zitronenquark 33
Korinthen-Apfelkuchen (Variante) 33
Mohnkuchen mit Butterstreuseln 34
Florentinerschnitten 35
Sauerkirschkuchen 35
Johannisbeerkuchen auf dem Blech 36
Zwetschgenkuchen mit Zimtstreuseln 37

**Kuchen mit Früchten des Sommers** 38

Bunte Obsttorte 38
Rhabarberkuchen 39
Aprikosenkuchen mit Mandel-Sahneguß 40
Zweischichtiger Aprikosenkuchen 41
Himbeer-Sahnerolle 42
Zwetschgen-Marzipankuchen 45
Johannisbeertorte mit Nußhaube 46
Biskuitrolle mit Vanillecreme und Heidelbeeren 46
Stachelbeerkuchen mit Streuseln 48
Glasiere Obsttorte 48
Mirabellenkuchen mit Pinienkernen 49
Grießkuchen mit Süßkirschen 50
Kirsch-Mürbeteigkuchen 50
Kirschtorte mit Quarkguß und Streuseln 51
Herrenkuchen 52
Feiner Zwetschgenkuchen 53
Schnelle Pfirsichtorte 54
Apfelkuchen mit Zimt-Butterglasur 54
Kokos-Apfeltorte 55
Nuß-Apfeltorte 56
Apfelkuchen mit Schmant 57
Apfelkuchen mit Sonnenblumenkernkruste 57
Apfelwähe mit Backpflaumen 58
Quitten-Tarte 59
Birnenkuchen mit gerösteten Haferflocken 60
Traubenkuchen »Schwäbische Art« 61
Brombeerkuchen 62

**Feine Torten** 63

Himbeertorte 63
Leichte Quark-Joghurt-Torte 64
Johannisbeer-Schichttorte 65
Aprikosen-Himbeer-Torte mit Sahne 66

# Inhalt

Sommertorte mit Beeren und Sahne 67
Erdbeertorte mit Mascarponecreme 71
Schmanttorte 72
Flockentorte mit Ananas 73
Rhabarber-Sahnetorte 74
Orangenmousse-Torte 75
Buchweizentorte mit Preiselbeeren 76
Torte mit Canachecreme und Kirschen 77
Bananentorte 78
Torte mit gemischten Nüssen 80
Zwetschgencremetorte 81
Mohntorte mit Äpfeln 81

**Beliebte Spezialitäten** 83

Wilde Wachau 83
Möhren-Apfeltorte 84
Käsecremetorte mit Aprikosen 84
Schwarzwälder Kirschtorte 85
Apfel-Marzipanzopf 89
Mandelsahnerolle mit Orangenstücken 90
Linzer Torte 91
Alt-Wiener Gugelhupf 92
Brioche (Variante) 93
Rosenkuchen 93
Käsekuchen mit Rosinen 94
Apple Pie 95
Apple Pie mit Vanillesauce (Variante) 96
Badischer Zupfkuchen 96
Osterzopf 97
Kleiner Zopf und Osterhasen (Variante) 97
Apfelstrudel 98

**Rezept- und Sachregister** 99

**Zusatzregister** 102

**Adressen der Verbände des ökologischen Landbaus** 104

# Ein Wort zuvor

Macht es Ihnen Spaß, Kuchen und Torten zu backen? Haben Sie Lust auf abwechslungsreiche Rezepte, die nicht nur gut schmecken, sondern auch gesund und bekömmlich sind? Wenn ja, dann ist dieses Buch aus der erfolgreichen Reihe »Kleine GU Vollwertkochbücher« genau das Richtige für Sie.
Wichtigste Voraussetzung zum Vollwertbacken sind absolut frische Grundprodukte, die möglichst naturbelassen und unbelastet sind. An die Stelle von Weißmehl tritt frisch gemahlenes Vollkornmehl, gesüßt wird mit Honig, Zuckerrohrgranulat, Dicksäften oder Trockenfrüchten. Ziel ist es, mit der Zeit immer weniger zu süßen und dadurch die Geschmacksnerven wieder sensibler zu machen.
Backen kann eine entspannende und kreative Beschäftigung sein, bei der Präzision und Phantasie eng miteinander verbunden sind. Während Sie beim Herstellen der Teige sehr genau arbeiten sollten, können Sie beim Verzieren und Garnieren Ihre eigenen Ideen einbringen. Unkomplizierte Anleitungen und informative Zeichnungen tragen in diesem Buch dazu bei, Ihnen das Zubereiten der verschiedenen Teigarten, die Herstellung von Cremes und Füllungen und das Dekorieren Ihrer Backwerke zu erleichtern.
Auch Neulinge auf dem Gebiet des Backens kommen auf ihre Kosten. Schritt für Schritt werden in einzelnen Phasenfotos die wichtigsten Handgriffe gezeigt, wenn die Arbeitsgänge einmal etwas schwieriger sind. Außerdem gibt es bei vielen Rezepten Tips und Tricks, die zum guten Gelingen beitragen. Eine kleine Warenkunde soll Ihnen außerdem helfen, sich beim Einkauf der Zutaten zurechtzufinden.
Selbstgebackene Kuchen und Torten haben immer Saison. Während wir im Sommer Lust auf erfrischende und leichte Kuchen haben, steht uns im Herbst der Sinn eher nach Gehaltvollerem. Sie finden in diesem Buch Rezeptideen für alle Jahreszeiten vom einfachen Rührkuchen mit Trockenfrüchten bis hin zur prächtigen Festtagstorte aus feinem Biskuit. Kuchen aus vollem Korn schmecken nicht nur sehr gut, sie können sich auch – wie die Fotos in diesem Buch beweisen – durchaus sehen lassen.
Vielleicht genießen Sie im Frühsommer, wenn die ersten einheimischen Beeren heranreifen, eine Erdbeertorte mit Mascarponecreme oder einen Kuchen mit jungem Rhabarber. Sehr lokker und zart ist eine Biskuitrolle, die Sie mit Sahne und Früchten füllen können. Genau das Richtige für die ersten warmen Nachmittage draußen auf dem Balkon oder im Garten. Im Spätsommer bieten sich dann süße Zwetschgen und Mirabellen für tolle Blechkuchen an. Wenn Sie gern mit Äpfeln backen, finden Sie auch dazu die verschiedensten Rezeptideen. So ist zum Beispiel ein Apfelkuchen mit Zimt-Butter-Glasur oder mit gerösteten Sonnenblumenkernen besonders schnell gebacken, wenn sich einmal überraschend Besuch angekündigt hat. Noch lauwarm mit etwas frischer Sahne serviert, überzeugen solche Kuchen auch jene, die diesem »gesunden Backen« eher skeptisch gegenüberstehen.
Für Ihre festlichen Anlässe finden Sie in dem Kapitel »Beliebte Spezialitäten« und »Feine Torten« bestimmt das Passende, um sich selbst und Ihre Gäste zu verwöhnen. Kuchen, die Sie schon am Vortag backen beziehungsweise vorbereiten können, sind mit dem Vermerk »Läßt sich gut vorbereiten« versehen.
Am Anfang wird das Backen mit Vollkornmehl und anderen vollwertigen Zutaten noch etwas ungewohnt sein, aber bestimmt werden auch Sie sich bald für diese neue Art des Backens begeistern können.
Nun blättern Sie um und lassen Sie sich von den vollwertigen Genüssen verführen!

*Ihre Lucia Baumgärtner*

# Die Vollwertbäckerei

## Wissenswertes zum vollwertigen Backen

Grundlage der Vollwertbäckerei ist das keimfähige Getreide aus kontrolliert biologischem Anbau, das unmittelbar vor der Verwendung frisch gemahlen wird. Das volle Getreidekorn enthält Proteine, hochwertiges Keimöl, Mineralstoffe und Spurenelemente, Ballaststoffe sowie Geschmacks-, Duft- und Aromastoffe, die als sekundäre Pflanzenstoffe bezeichnet werden. Diese wertvollen Wirkstoffe sind hauptsächlich im Keim und in den Randschichten enthalten. Deshalb geht bei der Herstellung von weißem Auszugsmehl eine Menge ernährungsphysiologisch wichtiger Substanzen verloren. Je geringer der Ausmahlungsgrad eines Mehles ist, desto kleiner ist die Typennummer, und desto heller und vitalstoffärmer ist das Mehl.
Die Nahrung so natürlich wie möglich zu belassen, ist ein wichtiger Grundsatz der Vollwerternährung. Beim Vollwertbacken verwendet man daher immer möglichst naturbelassene und wenig verarbeitete Lebensmittel. Neben Vollkornmehlen sind das vor allem Butter und Milchprodukte, Nüsse und Samen, Gewürze und natürliche Aromastoffe, Trockenfrüchte und viel frisches Obst.
Raffinierter Zucker ist ein isoliertes Kohlenhydrat, das außer Kalorien kaum etwas zu bieten hat. Deshalb werden zum Süßen der Teige Zuckerrohrgranulat, Honig, Obstdicksäfte oder Ahornsirup verwendet. Diese sind zwar auch hauptsächlich Energielieferanten, enthalten jedoch je nach Art der Gewinnung noch einige Vitamine, Mineralstoffe und Aromastoffe.
Gesüßt wird nur soviel, wie es für den Geschmack und für das Aroma des Gebäckes notwendig ist. Wer Süßmittel einspart, wird nach einiger Zeit bemerken, daß die Geschmacksnerven viel sensibler werden. So werden Sie feststellen, daß zum Beispiel weniger gesüßte Obstkuchen den Eigengeschmack der Früchte viel besser zur Geltung kommen lassen.
Auch Eier werden in möglichst kleinen Mengen verwendet. Sie liefern, wie Butter und andere Milchprodukte, tierisches Eiweiß, sorgen aber auch für eine erhöhte Zufuhr von Cholesterin. Es gilt deshalb, diese Lebensmittel beim Backen mit solchen Zutaten zu kombinieren, die helfen, den Cholesterinspiegel zu normalisieren. Ballaststoffe in Getreide und Obst und ungesättigte Fettsäuren in Nüssen, Kernen und Samen eignen sich dafür besonders gut.

## Wichtige Tips für die Praxis

- Beim Herstellen der Teige sollten Sie möglichst nicht improvisieren, denn es kommt dabei sehr auf das präzise Abwiegen und Messen und auf die richtige Schrittfolge an. Wenn der Kuchen dagegen erst einmal in den Ofen geschoben ist, läßt er sich nachträglich kaum noch verbessern.
- Die Zutaten sind in den Rezepten in der Reihenfolge aufgeführt, in der sie bei dem jeweiligen Arbeitsgang benötigt werden.
- Es läßt sich leichter und schneller arbeiten, wenn alle notwendigen Zutaten vorher bereitgestellt werden. Milchprodukte und Eier rechtzeitig aus dem Kühlschrank nehmen, damit sie Zimmertemperatur annehmen können.
- Die Mengenangaben bei den Rezepten sind in der Regel in g, Flüssigkeiten in ccm aufgeführt. Maße, die in Eßlöffeln (Eßl.) oder in Teelöffeln (Teel.) angegeben sind, bezeichnen immer den gestrichen vollen Löffel. Ansonsten ist der Zusatz »gehäuft« vermerkt.

Zur Form des Löffels: Die heutigen Löffel sind viel flacher als jene aus Großmutters Silberbesteck. Am besten Sie vergleichen vorsorglich Ihre Löffelmaße mit folgender Übersicht:

# Die Vollwertbäckerei

1 Eßl. Vollkornmehl = 10 g
1 Eßl. Zuckerrohrgranulat = 10 g
1 Eßl. Honig = 20 g
1 Eßl. Fruchtaufstrich = 30 g
1 Eßl. Butter = 20 g
1 Eßl. Sahne = 15 g
1 Eßl. Carob- oder Kakaopulver = 10 g
1 Eßl. gemahlene Nüsse = 10 g
1 Teel. Salz = 5 g
1 Teel. Backpulver = 6 g
1 Teel. Agar-Agar = 2 g

• Eier sollten zum Backen immer möglichst frisch sein. Bevor Sie die Eier zum Teig geben, diese in eine Tasse gleiten lassen und auf ihre Frische überprüfen. Bei einem frisch gelegten Ei ist das Eigelb von einem dickflüssigen Eiweißring umgeben. Je älter das Ei ist, desto flüssiger ist das Eiweiß.
Für die Rezepte in diesem Buch wurden mittelgroße Eier der Gewichtsklasse 3 (60-65 g) verwendet. Eigelb und Eiweiß sehr sorgfältig trennen, denn schon kleine Eigelbspuren verhindern das Steifwerden des Eischnees. Bleibt ein Messerschnitt im Eischnee sichtbar, dann hat er die richtige Festigkeit.

• Wenn Sie die Schale von unbehandelten Zitrusfrüchten verwenden, sollten Sie die Früchte trotzdem vorsichtshalber heiß abwaschen und gut abtrocknen. Der Zusatz »unbehandelt« bezieht sich nämlich nur auf die Behandlung nach der Ernte.

• Die bei den Rezepten angegebenen Backzeiten sind Richtwerte für einen konventionell beheizten Elektrobackofen. Exakt können die Zeiten nicht angegeben werden, da Faktoren wie Backofentyp, Heizleistung, Alter des Herdes und auch das Material der Backformen einen Einfluß darauf haben. Damit Sie mit Ihrem eigenen Backofen gut klar kommen, ist es empfehlenswert, die Gebrauchsanleitung des Herstellers genau zu studieren und die beim Backen gesammelten Erfahrungen zu notieren.

Die folgende Tabelle zeigt die Temperatureinstellungen bei den drei wichtigsten Herdtypen:

| Konventioneller Elektrobackofen | Heißluftherd | Gasherd |
|---|---|---|
| 160–180° | 140–160° | 1–2 |
| 180–200° | 160–180° | 2–3 |
| 200–220° | 180–200° | 3–4 |
| 220–250° | 200–230° | 4–5 |

• Auf jeden Fall sollten Sie immer gegen Ende der vorgesehenen Backzeit das Aussehen des Gebäckes prüfen. Zusätzlich ist es ratsam, eine Garprobe durchzuführen. Dafür stechen Sie an der höchsten Stelle des Kuchens mit einem dünnen Holzstäbchen senkrecht ein. Bleiben an dem Stäbchen beim Herausziehen keine Teigreste oder feuchte Krümel hängen, dann ist der Kuchen durchgebacken.
Bei manchen Gebäcken, wie zum Beispiel bei einem Hefezopf, ist die Kruste für eine Garprobe mit Holzstäbchen zu fest. In diesem Fall drehen Sie das Gebäck einfach um und klopfen mit dem Zeigefinger auf die Unterseite. Wenn es hohl klingt, ist das Gebäck gar. Blechkuchen können Sie mit Hilfe einer Palette an einer Ecke etwas anheben, und so überprüfen, ob auch die Unterseite gleichmäßig gebacken ist.

• Kuchen mit etwas längerer Backzeit können Sie nach etwa zwei Drittel der Zeit mit Pergamentpapier abdecken, damit die Oberfläche nicht zu dunkel wird.

• Grundsätzlich sollten Sie das Gebäck, das gerade aus dem Backofen kommt, erst einen Moment auskühlen lassen, bevor Sie die Form öffnen. So kann sich das Gebäck etwas festigen und stabilisieren und erhält beim Herausnehmen keine Bruchstellen.
Damit der Boden des Gebäckes nicht durch Schwitzwasser aufweicht, wird es zum völligen Erkalten auf ein Kuchengitter gelegt.

## Geräte und Backutensilien

Eine gewisse Grundausstattung ist zum Backen schon nötig, denn nur mit dem richtigen »Handwerkszeug« macht das Arbeiten in der Küche wirklich Spaß.

- Getreidemühle: Getreide können Sie im Reformhaus oder im Naturkostladen mahlen lassen. Doch wer Spaß am Backen mit Vollkornmehl gefunden hat, für den lohnt sich auch der Kauf einer Getreidemühle oder eines Vorsatzgerätes für die Küchenmaschine. Elektrische Getreidemühlen gibt es mit Stahl-, Keramik- oder Steinmahlwerk. Am besten informieren Sie sich im Fachhandel und vergleichen Preis und Qualität (Mahlleistung, praktische Handhabung, Lautstärke) der unterschiedlichen Fabrikate.
- Mohnmühle: Ölhaltige Samen wie Mohn, Sesam und Leinsamen lassen sich nur mit einer Mühle mahlen, die mit einem Keramik- oder Stahlmahlwerk ausgerüstet ist. Es gibt jedoch auch handbetriebene Mohnmühlen, die so konstruiert sind, daß die Samen das Mühlengewinde nicht verkleben.
- Mandelmühle: Mandeln und Nüsse sollten immer erst kurz vor der Verwendung frisch gemahlen werden. Praktisch ist eine Mandelmühle, die einen unterteilten Einfüllstutzen hat. So kann man die Nüsse reiben oder auch scheibeln.
- Küchenwaage: Zum präzisen Abwiegen der Zutaten ist eine gute Waage unentbehrlich. Sehr empfehlenswert sind Zuwiegewaagen, bei denen man gleich mehrere Zutaten nacheinander in dieselbe Schüssel wiegen kann. Jeweils bevor die nächste Zutat hinzugegeben wird, stellt man den Zeiger der Skala wieder auf Null.
- Meßbecher: Er dient zum Abmessen von Flüssigkeiten (in ccm).
- Küchenmaschine oder elektrisches Handrührgerät: Diese Geräte erleichtern das Rühren der Teige.
- Rührschüsseln: Man braucht sie in verschiedenen Größen aus Edelstahl oder weißem Kunststoff.
- Schneebesen: Zum Aufschlagen von Cremes oder zum behutsamen Unterheben von Mehl, Eischnee oder Sahne. Am besten aus Edelstahl und in zwei verschiedenen Größen.
- Palette: Sie ist ideal zum Glattstreichen von Teigen, Cremefüllungen, Sahne und Glasuren.
- Tortenring: Es gibt Ringe aus Plastik oder stabilem Edelstahl, der Durchmesser sollte möglichst verstellbar sein.
- Tortenheber/Tortenscheibe: Aus Plastik oder Edelstahl eignen sie sich zum Transportieren oder Abheben von Tortenböden.
- Kuchengitter: In runder und eckiger Form zum Auskühlen von Kuchen und Torten oder in Stücke geschnittenen Blechkuchen. Auf dem Gitter bleibt das Gebäck knusprig und wird nicht durch Schwitzwasser aufgeweicht.

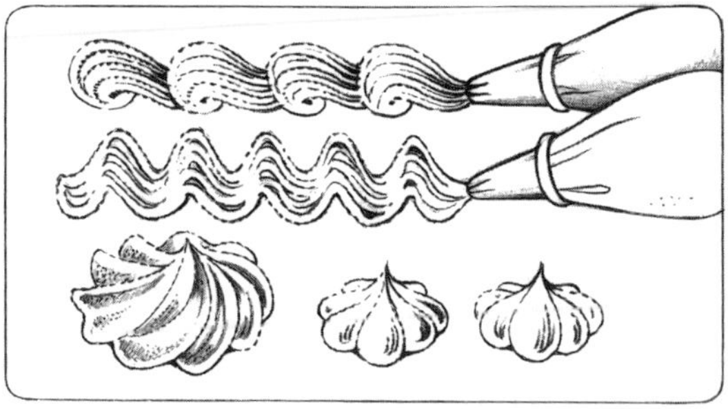

Eine beliebte Verzierung für Kuchen und Torten sind Linien oder Tupfer aus Sahne oder Creme.

- Spritzbeutel: Mit verschiedenen Tüllen zum Verzieren von Torten und Gebäck (siehe Zeichnung).
- Teigrolle/Wellholz: Zum gleichmäßigen Ausrollen von Kuchenteigen. Es gibt sie aus Holz oder auch beschichtet.

• Zestenreißer: Zum Schneiden von hauchdünnen Orangen- oder Zitronenschalenstreifen (Zesten), die zum Garnieren verwendet werden. Dieses Spezialmesser ist in gut sortierten Haushaltsgeschäften erhältlich.

• Außerdem nützlich: Teigkärtchen mit glattem und gezacktem Rand, Backpinsel, Gummischaber, Teigrädchen, Kuchenmesser und Holzstäbchen für die Garprobe.

• Backformen: Es gibt eine Vielfalt von verschiedenen Formen in unterschiedlichen Größen und Materialien. Sinnvoll sind ein oder zwei Springformen mit abnehmbarem Rand (eventuell mit Kranzkucheneinsatz), zwei Kastenformen, ein Obstkuchenblech mit gewelltem oder glattem Rand und eine Napfkuchen- oder Gugelhupfform. Ein oder zwei Backbleche gehören meist zum Backofen dazu. Nicht unbedingt erforderlich, aber sehr schön für Spezialitäten: eine Rehrückenform, eine Pieform aus feuerfestem Porzellan und eine Briocheform.
Nach meiner Erfahrung bringen Formen aus schwarzlackiertem Blech und beschichtete Backformen das beste Backergebnis. Eine silikonbeschichtete Form ist zwar nicht ganz billig, aber sie eignet sich für alle Backofentypen gleichermaßen gut. Ein weiterer Vorteil ist, daß sich der Kuchen leicht aus der Form lösen läßt und die Form nach dem Gebrauch einfach zu reinigen ist.
Wichtig für die Beschichtung: Auf keinen Fall mit scharfen oder spitzen Gegenständen daran herumkratzen.
Eingefettet werden müssen grundsätzlich alle Formen, ob sie beschichtet sind oder nicht.

## Tips zum Verzieren und Garnieren

Auch in der Vollkornbackstube gilt: Die Kuchen und Torten sollen nicht nur gut schmecken, sondern auch so richtig verlockend aussehen. Neben vielen Anregungen bei den einzelnen Rezepten und bei den Farbfotos finden Sie hier weitere Ideen und Tips, wie Sie Ihr Gebäck noch verschönern können.

• Schokoladenspäne und Schokoladenblätter sehen auf festlichen Torten sehr dekorativ aus. Mit etwas Fingerspitzengefühl können Sie diese zarten Gebilde leicht selbst herstellen.
Für die Späne Zartbitterschokolade mit Sucanat schmelzen und mit einem Metallspatel dünn auf einer glatten Porzellan- oder Glasplatte auftragen. Die Schokolade abkühlen lassen, bis sie sich gerade fest anfühlt, dann sofort mit dem Spatel von der Platte schaben.
Wer es einfacher haben möchte, raspelt die Schokolade auf einem Gemüsehobel.
Für die Blätter möglichst schöne Rosenblätter aussuchen, waschen und vorsichtig abtupfen. Die geschmolzene Schokolade einen Moment abkühlen lassen, dann die Blätter am Stiel festhalten und mit der Oberfläche eintauchen. Die überschüssige Schokolade von den Blättern abstreifen. Die Blätter auf einen Kochlöffelstiel legen und abkühlen lassen. Nachdem die Schokolade fest geworden ist, die Rosenblätter am Stiel beginnend vorsichtig ablösen.

• Eine Schokoladenglasur schützt den Kuchen vor dem Austrocknen und schaut zudem schön aus. Allerdings wird das Gebäck dadurch auch süßer.
Sie brauchen etwa 100 g Zartbitter- oder Vollmilchschokolade mit Sucanat und 3 Eßlöffel Sahne. Die Schokolade wird zerbröckelt, im Wasserbad geschmolzen und danach mit der

Sahne gut verrührt. Die fertige Glasur über den Kuchen gießen, mit einer Palette verstreichen und fest werden lassen. Eventuell den Kuchen zusätzlich mit gehackten Nüssen bestreuen.

• Auf einer Torte, die ringsherum mit Sahne bestrichen ist, sehen Filigranmuster oder Federmuster besonders hübsch aus. Für die Spritzglasur können Sie geschmolzene Schokolade, Fruchtsirup (zum Beispiel Sanddornsirup), Honig und Apfelkraut verwenden. Das Apfelkraut muß zuvor im Wasserbad leicht erwärmt werden, damit es dickflüssig wird.

Für solche feinen Dekorationen benötigen Sie eine kleine Pergamenttüte, die leicht selbst herzustellen ist (siehe Zeichnung). Die Glasur in

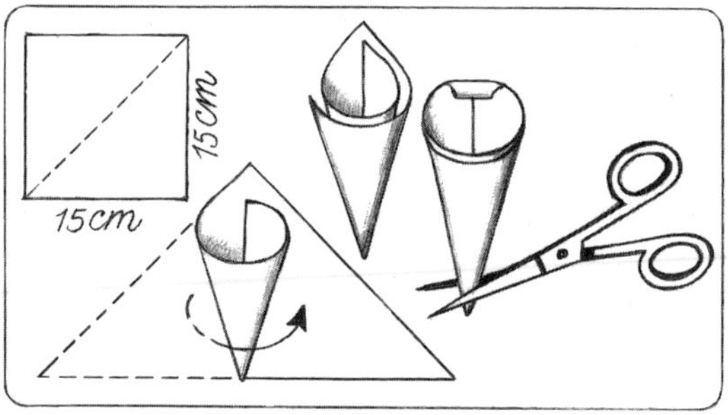


Dekorative Glasuren gelingen leicht mit einer Spritztüte aus Pergamentpapier.

die Tüte einfüllen, die obere Öffnung etwas einschlagen und je nach Phantasie beliebige Muster auftragen (Spirale, feines Gitter, Punkte, Kreise, Wellenlinien). Für das Federmuster spritzen Sie zunächst eine dünne Spirale auf die Torte. Dann mit einem Holzstäbchen oder Messerrücken in gleichmäßigen Abständen von innen nach außen ein Muster ziehen. Bei Schokolade möglichst rasch arbeiten, denn die zarten Linien werden auf der Sahne schnell fest.

• Zum Bestäuben oder Bestreuen von Sahne- oder Cremeoberflächen können Sie Carob- oder Kakaopulver, Zuckerrohrgranulat, fein gemahlene Mandeln und Pistazienkerne, Kokosraspel oder auch feine Biskuitbrösel nehmen.

• Damit sich Früchte auf Kuchen und Torten optisch besonders hervorheben, können Sie die Früchte mit einem Guß überziehen. Für den klaren Guß benötigen Sie 125 ccm Wasser oder hellen Fruchtsaft, ½ Teelöffel Agar-Agar und 1 Teelöffel Honig. Das Agar-Agar wird mit dem Wasser oder dem Fruchtsaft und dem Honig verrührt und 1–2 Minuten lang aufgekocht. Den Guß dann etwas abkühlen lassen. Den Kuchen oder die Torte mit einem Tortenring umstellen und danach den Guß über die Früchte gießen.

• Kuchen aus dunklem Teig können nach dem Backen auf folgende Weise verziert werden: Aus einem etwas festeren Papier eine Schablone anfertigen. Die Schablone auf die Kuchenoberfläche legen und mit Wildpfeilwurzelmehl oder sehr fein gemahlenen und geschälten Mandeln bestreuen. Danach die Schablone vorsichtig abnehmen, damit das entstandene Muster nicht verwischt.

• Zum Garnieren bieten sich viele vollwertige Zutaten an: Nüsse aller Arten können Sie gehackt, gerieben oder halbiert verwenden. Pinienkerne und Sonnenblumenkerne kommen am besten zur Geltung, wenn die Kerne vorher leicht geröstet werden.

Früchte oder Fruchtstückchen bilden einen hübschen farblichen Kontrast auf hellem Untergrund, wie zum Beispiel Sahne oder Creme. Auch hauchdünne Streifen von Orangen- und Zitronenschalen (Zesten), zartgrüne Blätter von Melisse und Minze oder kleine Blüten von Kräutern sehen sehr dekorativ aus.

Trotz aller Vielfalt gilt auch beim Dekorieren der Grundsatz: weniger ist oft mehr.

• Bei festlichen Anlässen können Sie Ihr Gebäck auch auf weißen Tortenspitzen anrichten.

## Das Einkaufen der Zutaten

Dem Trend der Zeit folgend, wird das Angebot an vollwertigen Lebensmitteln für den umweltbewußten Verbraucher immer größer. Neben Reformhäusern und Naturkostläden hat heute fast jeder Verbrauchermarkt eine »Bioecke«. Doch nicht alles, was in blumiger Sprache als »Bioprodukt« angepriesen wird, trägt diese Bezeichnung zu Recht. Denn nicht einmal ein Prozent der Anbaufläche wird hierzulande nach ökologischen Prinzipien bewirtschaftet. Importe aus Europa und Übersee ergänzen zwar das inländische Angebot, doch es reicht nicht aus, um die Nachfrage nach kontrolliert biologisch angebauten Produkten zu decken.
In der Bundesrepublik sind die Mitglieder des ökologischen Landbaues in sechs Verbänden zusammengeschlossen (Adressen siehe Seite 104). Es empfiehlt sich, beim Einkauf auf die jeweiligen Warenzeichen der Verbände zu achten, oder nach der genauen Herkunft zu fragen.
Obst wird nach EG-Handelsklassen deklariert, dabei spielen eine bestimmte Größe und eine makellose Schale die Hauptrolle. Was auf dem Markt zunächst sehr ansprechend aussehen mag, entpuppt sich beim ersten Bissen häufig als wäßrig und süß. Kleinere, ausgereifte Früchte sind meistens geschmackvoller und würziger durch einen hohen Anteil an Fruchtsäuren und Aromastoffen. Generell sollten die Früchte der Saison entsprechend gekauft werden. Denn einheimisches Obst hat den Vorteil, daß es reif gepflückt werden kann, da lange Transportwege entfallen.
In vielen Städten haben sich ernährungsbewußte Menschen zusammengetan, um direkt beim Biobauern einzukaufen. Die Adressen solcher Erzeuger- und Verbraucher-Gruppen erfahren Sie bei den jeweiligen Verbraucherzentralen.

## Vollwertige Backzutaten von A bis Z

Wie beim Kochen sind auch beim Backen die Qualität und die Frische der Ausgangsprodukte von entscheidender Bedeutung für das Gelingen und den Geschmack. In den folgenden Beschreibungen möchte ich Ihnen die wichtigsten Zutaten der in diesem Buch beschriebenen Rezepte kurz erläutern. Informationen und Tips sollen Ihnen den Umgang mit den Produkten erleichtern.

**Agar-Agar** ist ein pflanzliches, mineralstoffreiches Geliermittel, das aus getrockneten Meeresalgen gewonnen wird. Es wird zunächst in Wasser angerührt und muß dann mindestens 1–2 Minuten gekocht werden, damit es gelierfähig ist.

**Ahornsirup** ist der dickflüssig eingekochte Saft von kanadischen Ahornbäumen. Dieser Sirup mit leichtem Karamelgeschmack ist relativ teuer, aber sparsam im Verbrauch. Nach dem Öffnen den Sirup im Kühlschrank aufbewahren.

**Ananas** kommen hauptsächlich von der Elfenbeinküste, ein kleinerer Teil auch aus Kenia. Der Reifegrad der Frucht läßt sich am sichersten am Duft erkennen. Eine reife Ananas duftet sehr intensiv, eine unreife überhaupt nicht.

**Anis** gehört botanisch gesehen zur Familie der Doldenblütler und wird vorwiegend im Mittelmeerraum angebaut. Die getrockneten Samenkörner, die ganz oder gemahlen angeboten werden, sind reich an ätherischen Ölen und haben einen süßlich-würzigen Geschmack.

**Äpfel** enthalten reichlich Mineralstoffe wie Kalium, Phosphor und Magnesium. Der Vitamin-

C-Gehalt ist je nach Sorte unterschiedlich hoch. Zum Backen sind Sorten wie zum Beispiel Cox Orange, Roter Berlepsch, Morgenduft, Gravensteiner, Roter Boskop, Schöner von Boskop, Winterglockenapfel und Ingrid Marie besonders gut geeignet.

**Backpulver** wird hauptsächlich zur Lockerung von schweren Teigen (zum Beispiel Rührteig) verwendet. Herkömmliche Backpulversorten enthalten einen chemischen Säureträger. In der Vollwertküche wird deshalb Weinsteinbackpulver bevorzugt, das Natron und natürliche Weinsäure enthält.

**Bananen** sind reich an Ballaststoffen, Mineralstoffen (Eisen, Magnesium, Kalium und Fluor) und Vitaminen. Noch etwas grünliche Bananen nicht im Kühlschrank aufbewahren, sondern bei Zimmertemperatur nachreifen lassen.

**Beerenfrüchte** sind reich an Mineralstoffen, Vitaminen, Pektinen und Ballaststoffen. Himbeeren, Erdbeeren und Brombeeren sind sehr druckempfindlich und sollten möglichst ganz frisch verarbeitet werden.

**Biobin** ist ein pflanzliches Bindemittel, das aus Johannisbrotkernmehl gewonnen wird und im Reformhaus erhältlich ist. Zum Festigen von Cremes wird Biobin einfach kalt untergerührt.

**Birnen** enthalten weniger Fruchtsäure, jedoch mehr Mineralstoffe als Äpfel. Zum Backen eignen sich Sorten wie Alexander, Lukas, Clapps Liebling und Conference.

**Birnen- oder Apfeldicksaft** werden aus dem dick eingekochten Saft von Birnen oder Äpfeln gewonnen. Der Geschmack ist fruchtig und etwas säuerlich.

**Buchweizen** gehört zur Familie der Knöterichgewächse. Er enthält dreimal soviel Lysin (essentieller Eiweißbaustein) wie Weizen. Außerdem zeichnet sich Buchweizen durch einen hohen Gehalt an Lecithin und Kieselsäure aus. Der Geschmack ist kräftig und nussig.

**Butter** ist durch ihren niedrigen Schmelzpunkt ein besonders bekömmliches Fett. Sie enthält hochwertiges Eiweiß, Vitamine A, D und E und Mineralstoffe wie Phosphor und Calcium. Butter verleiht Kuchen und Gebäck ein feines Aroma.

**Carob** wird aus der Frucht des Johannisbrotbaumes gewonnen, der schon seit altersher im Mittelmeerraum kultiviert wird. Geschmacklich dem Kakao ähnlich, enthält Carob jedoch wesentlich mehr Nährstoffe und ist zudem frei von anregenden Inhaltsstoffen.

**Cashewkerne** sind die Steinfrüchte des tropischen Acajou- oder Nierenbaumes. Sie haben einen milden mandelähnlichen Geschmack, der durch Rösten der Kerne noch verstärkt wird. Cashewkerne werden auch als preisgünstigerer Cashewbruch angeboten.

**Dinkel,** auch Spelzweizen genannt, ist eine alte Kulturform des Weizens. Durch seinen hohen Kleberanteil eignet er sich mit seinem feinen, nussigen Geschmack vorzüglich zum Backen. Er verträgt keine Intensivdüngung und gedeiht auf kärgsten Böden. Durch den größeren Arbeitsaufwand (Gerben) und die geringeren Ernteerträge ist Dinkel etwa doppelt so teuer wie Weizen.

**Eier** werden in der Vollwertküche eher sparsam verwendet. Zum Backen sollten sie möglichst frisch und von guter Qualität sein. Eier von freilaufenden Hühnern sind zwar meist teurer, haben jedoch den Vorteil, daß bei dieser artgerechten Haltung das Zufüttern von Medikamenten entfällt. (Siehe auch »Wichtige Tips für die Praxis«)

**Gewürznelken** werden als ganze Knospen oder gemahlen angeboten. Nelkengewürz hat ein scharfes, intensives Aroma und wird nur sparsam dosiert verwendet.

**Hafer** hat den höchsten Fettgehalt von allen Getreidearten. Außerdem enthält er hochwertiges Eiweiß, leicht verdauliche Kohlenhydrate und Ballaststoffe, Vitamine der B-Gruppe und Mineralstoffe. Hafer wird als spelzenfreier Sprieß- oder Nackthafer angeboten.

**Haselnüsse** sind wie alle Nüsse sehr fetthaltig und sollten deshalb kühl und dunkel aufbewahrt werden. Achten Sie beim Einkauf auf gute Qualität, denn eine einzige schlechte Nuß kann den ganzen Teig verderben. Je frischer die Nußkerne sind, desto weißer ist ihr Fruchtfleisch, je älter sie sind, um so gelblicher werden sie.

**Hefe** ist frisch, wenn die Farbe hellgrau, die Konsistenz fest und der Duft fein säuerlich ist. Trockenhefe läßt sich zwar lange aufbewahren, doch ihre Treibkraft ist etwas geringer als bei frischer Hefe.

**Hirse** gehört zu den ältesten und mineralstoffreichsten Getreidearten. Das kleine gelbe Korn, das als geschälte Speisehirse angeboten wird, enthält ähnlich wie Reis und Buchweizen kein Gluten. Das Gluten ist ein kleberhaltiges Eiweiß, das dem Mehl beim Backen die Bindung gibt. Hirse sollte deshalb zum Backen immer mit anderen Getreidearten kombiniert werden.

**Honig** ist ein wichtiges Süßungsmittel in der Vollwertküche. Er besteht zu 78 Prozent aus Trauben- und Fruchtzucker, außerdem enthält er Enzyme (sogenannte Inhibitoren), Säuren und Aromastoffe. Da beim Erhitzen ein Großteil der Wertstoffe zerstört wird, genügt zum Backen ein preisgünstiger Honig. Akazienhonig eignet sich aufgrund seines neutralen Geschmackes und seiner hellen Farbe besonders für Gebäcke, bei denen das Honigaroma nicht zu intensiv hervorschmecken soll.

**Ingwer** ist die Wurzel einer tropischen Schilfpflanze. Es gibt ihn frisch, getrocknet und gemahlen zu kaufen. Zum Backen wird hauptsächlich gemahlener Ingwer verwendet, der mit seinem intensiven scharffruchtigen Geschmack gut zu Gewürzkuchen paßt.

**Kardamom** wird hauptsächlich auf Ceylon, Madagaskar sowie in Indien angebaut. Die zu Pulver vermahlenen Samenkörner der Kardamomstaude werden vor allem für die Weihnachtsbäckerei und für Gewürzkuchen verwendet.

**Kiwis** kommen meist aus Neuseeland zu uns auf den Markt. Sie sind sehr vitamin- und mineralstoffreich, so deckt eine Kiwi beispielsweise den Tagesbedarf eines Erwachsenen an Vitamin C. Ähnlich wie Ananas enthalten sie ein eiweißspaltendes Enzym. Deshalb sollten sie möglichst nicht mit Milchprodukten vermischt werden, da sie sonst etwas bitter schmecken können.

**Kokosflocken** können Sie aus dem Fruchtfleisch von Kokosnüssen selbst raspeln. So sind sie ganz frisch und besonders aromatisch. Achten Sie beim Einkauf darauf, daß die Nüsse sich schwer anfühlen und möglichst noch Kokosmilch enthalten. Fertig gekaufte Flocken kühl und lichtgeschützt aufbewahren und möglichst bald verwenden.

**Koriander** gehört wie der Anis zur Familie der Doldenblütler. Die süßlich-würzigen Samen sind ganz oder gemahlen erhältlich.

**Mandeln** sind reich an ungesättigten Fettsäuren, Vitaminen und Mineralstoffen. Der Ballaststoffanteil beträgt bei ungeschälten Mandeln 2–3 Prozent. Bei den Süßmandeln unterscheidet man Steinmandeln mit harter Schale und Krachmandeln mit poröser Schale. Bittermandeln sind zwar aromatisch, aber durch den Gehalt an Blausäure hochgiftig. Sie dürfen daher nur in kleinsten Mengen verwendet werden.

**Mohn** wird aus den Samenkapseln einer rosa blühenden Mohnart gewonnen. Da er schnell ranzig wird, ist es ratsam, den Mohn erst unmittelbar vor dem Gebrauch zu mahlen.

**Muskatnuß** ist der Samenkern der Muskatfrucht. Besonders intensiv ist das Aroma, wenn Sie die Muskatnüsse auf einer Muskatreibe frisch reiben.

**Orangeat** ist die kandierte Schale von bitteren Orangen oder Pomeranzen. Wegen seines hohen Zuckergehaltes wird es nur in kleinen Mengen, zum Beispiel bei Teekuchen oder Stollen, verwendet.

**Pecannüsse** gehören zur Familie der Walnußgewächse. Pecannüsse haben mit 70 Prozent den höchsten Fettgehalt aller Nußarten. Sie schmecken ähnlich wie Walnüsse, sind aber etwas milder und süßlicher.

**Piment** (Nelkenpfeffer) erinnert im Geschmack gleichzeitig ein wenig an Nelken, Pfeffer und Zimt. Die getrockneten Beeren werden ganz oder gemahlen angeboten.

**Pinienkerne** sind ovale elfenbeinfarbene Samenkerne, die aus den Zapfen des Pinienbaumes gewonnen werden. Durch den niedrigen Ertrag sind diese aromatischen Kerne leider sehr teuer.

**Pistazien** sind leuchtend grüne Kerne mit würzig-süßlichem Geschmack. Zum Backen und Verzieren sollten Sie keine gesalzenen Pistazien verwenden.

**Rosenwasser** ist ein Kondensat, das bei der Herstellung von Rosenöl entsteht. Es ist in der Apotheke erhältlich.

**Salz** wird auch beim Backen verwendet, denn es rundet in kleinen Mengen den Geschmack von süßem Gebäck ab. Das Eiweiß läßt sich durch Zugabe einer Prise Salz leichter steif schlagen. Achten Sie beim Einkauf auf unraffiniertes Meersalz, das eine Vielzahl von Mineralstoffen und Spurenelementen enthält.

**Schokolade** mit Sucanat wird mit Vollrohrzukker anstatt mit weißem Industriezucker gesüßt. Das Milchpulver stammt aus kontrollierten Betrieben, der Kakao aus biologischem Anbau. Trotzdem sollte Schokolade wegen ihres hohen Zuckergehaltes nur sparsam verwendet werden. Schokolade mit Sucanat ist im Reformhaus und im Naturkostladen erhältlich.

**Sonnenblumenkerne** gehören zu den gesündesten Zutaten der Vollwertküche. Sie sind reich an ungesättigten Fettsäuren (zum Beispiel Linolsäure), Vitaminen, Mineralstoffen (Calcium und Eisen) und Spurenelementen (Magnesium, Jod, Fluor und Mangan).

**Steinobst** wie Kirschen, Zwetschgen, Aprikosen, Pfirsiche und Nektarinen, schmeckt am besten in der jeweiligen Saison. Vollausgereift, süß und aromatisch, eignet es sich am besten zum Backen oder als Fruchtbelag.

**Trockenfrüchte** verleihen dem Gebäck natürliche Süße und viel Aroma. Das Trocknen ist eine der ältesten Konservierungsmethoden; es entzieht den Früchten das Wasser, wodurch der Nährstoffgehalt sehr konzentriert wird. Trockenfrüchte sollten von guter Qualität und ungeschwefelt sein.

**Vanilleschoten** sind die getrockneten Früchte einer Orchideenart. Gemahlene Vanille läßt sich besonders einfach verwenden. Sie ist im Reformhaus oder im Naturkostladen erhältlich.

**Walnüsse** sind reich an Mineralstoffen und Vitamin E. Sehr große Nüsse mit heller Schale stammen meist aus kalifornischem Plantagenanbau und wurden mit Bleichmitteln versehen. Walnüsse, die wild wachsen oder aus biologischem Anbau stammen, sind kleiner und haben eine dunklere, mit getrockneten Fruchtfasern überzogene Schale.

**Weizen** ist das wichtigste Getreide zum Backen. Emmer und Einkorn, die Urformen des Weizens, wurden bereits vor 4500 Jahren angebaut. Weizenvollkornmehl hat einen hohen Klebereiweißanteil, weshalb es sich zum Backen besonders gut eignet.

**Wildpfeilwurzelmehl** ist ein weißes Pulver, das aus der brasilianischen Marantpflanze gewonnen wird. Es wird in der Vollwertküche an Stelle von Puderzucker zum Bestäuben von Kuchen verwendet.

**Zimt** wird aus der Rinde des Zimtbaumes gewonnen und in Stangenform oder gemahlen angeboten. Caneel oder Ceylonzimt ist aromatischer als der aus China stammende Kassiazimt.

**Zitronat** ist die kandierte Schale der Zedrat-Zitrone. Wegen seines hohen Zuckergehaltes wird es nur in kleinen Mengen verwendet.

**Zitrusfrüchte** wie Zitronen und Orangen werden meist mit Diphenyl, Orthophenylphenol oder Thiabendazol behandelt, damit sie während der Lagerung nicht schimmeln. Verwenden Sie zum Backen deshalb nur Früchte mit unbehandelter Schale! Zitronen mit dünner, glatter Schale enthalten den meisten Saft.

**Zuckerrohrgranulat** ist der getrocknete Pflanzensaft des Zuckerrohres. Durch schonende Verarbeitung bleiben Vitamine, Mineralstoffe und Spurenelemente weitgehend noch erhalten.

# Köstliche Rührkuchen

Leckere Rührkuchen haben das ganze Jahr über Saison. Diese Kuchen gelingen leicht und passen gut zum gemütlichen Nachmittagskaffee oder -tee. Wie der Name schon sagt, muß Rührteig sorgfältig gerührt werden, damit das Gebäck auch locker und saftig wird. Damit sich die Zutaten gut verbinden und die Schaummasse nicht gerinnt, sollten alle verwendeten Zutaten Zimmertemperatur haben.

Ganz einfach

## Englischer Teekuchen

Der Teekuchen gehört zu den Gebäcken, die man in Irland und England zur »blauen Stunde« genießt. Das ist die Zeit zwischen Nachmittag und Abend, vor allem an einem Herbst- oder Wintertag, wenn es draußen schon zu dämmern beginnt.

*Zutaten für eine Kastenform von 30 cm Länge: 50 g Zitronat im Stück · 50 g Orangeat im Stück · 250 g weiche Butter · 100 g Zuckerrohrgranulat · 1 Prise Meersalz · 4 Eigelbe · 1 Eßl. Quark (20%) · ¼ Teel. gemahlener Ingwer · 75 g Dinkel, fein gemahlen · 300 g Weizen, fein gemahlen · 3 Teel. Weinsteinbackpulver · etwa 150 ccm Milch · 50 g ungeschwefelte Rosinen · 50 g ungeschwefelte Korinthen · 50 g gehackte Mandeln · 2 Eßl. Rum oder Rosenwasser · 4 Eiweiße*
*Zum Verzieren: etwa 30 g Pistazienkerne*
*Für die Form: etwas Butter*
Bei 20 Stück pro Stück etwa: 1000 kJ/240 kcal
5 g Eiweiß · 17 g Fett · 24 g Kohlenhydrate · 1 g Ballaststoffe

Vorbereitungszeit: etwa 35 Minuten
Backzeit: etwa 1 Stunde

- Das Zitronat und das Orangeat in kleine Würfel schneiden.
- Die Butter mit dem Granulat, dem Salz und den Eigelben in eine Rührschüssel geben und cremig rühren, bis sich das Granulat aufgelöst hat. Den Quark und den Ingwer hinzufügen und untermengen.
- Die Kastenform mit etwas Butter einfetten. Den Backofen auf 180° vorheizen.
- Das Dinkel- und das Weizenvollkornmehl mit dem Backpulver vermischen und unter die Schaummasse heben.
- Soviel Milch dazugeben, daß der Teig schwer reißend vom Löffel fällt.
- Die Trockenfrüchte, die Mandeln und den Rum oder das Rosenwasser zum Teig geben und unterrühren.
- Zuletzt die Eiweiße sehr steif schlagen und unterheben.
- Den Teig in die Form füllen und glattstreichen. Die Oberfläche mit den Pistazienkernen verzieren.
- Den Teekuchen im Backofen (Mitte) in etwa 1 Stunde mittelbraun backen.
- Mit einem Holzstäbchen prüfen, ob der Kuchen fertig ist.
- Den fertigen Kuchen aus dem Ofen nehmen, auf ein Kuchengitter stürzen und erkalten lassen.

Der Zimt-Nußkuchen schmeckt durch die frisch geraspelten Äpfel besonders saftig. Rezept Seite 30. ▷

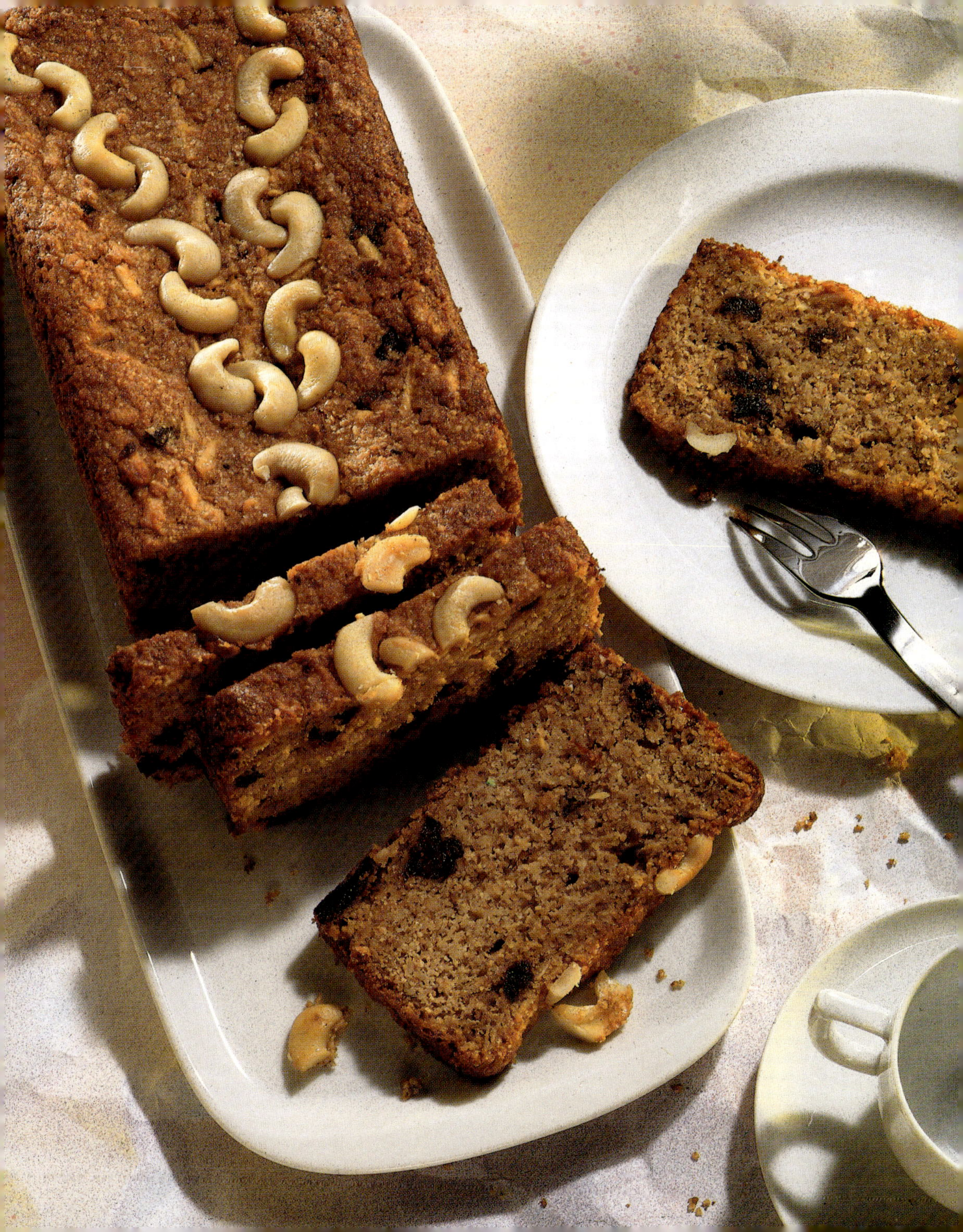

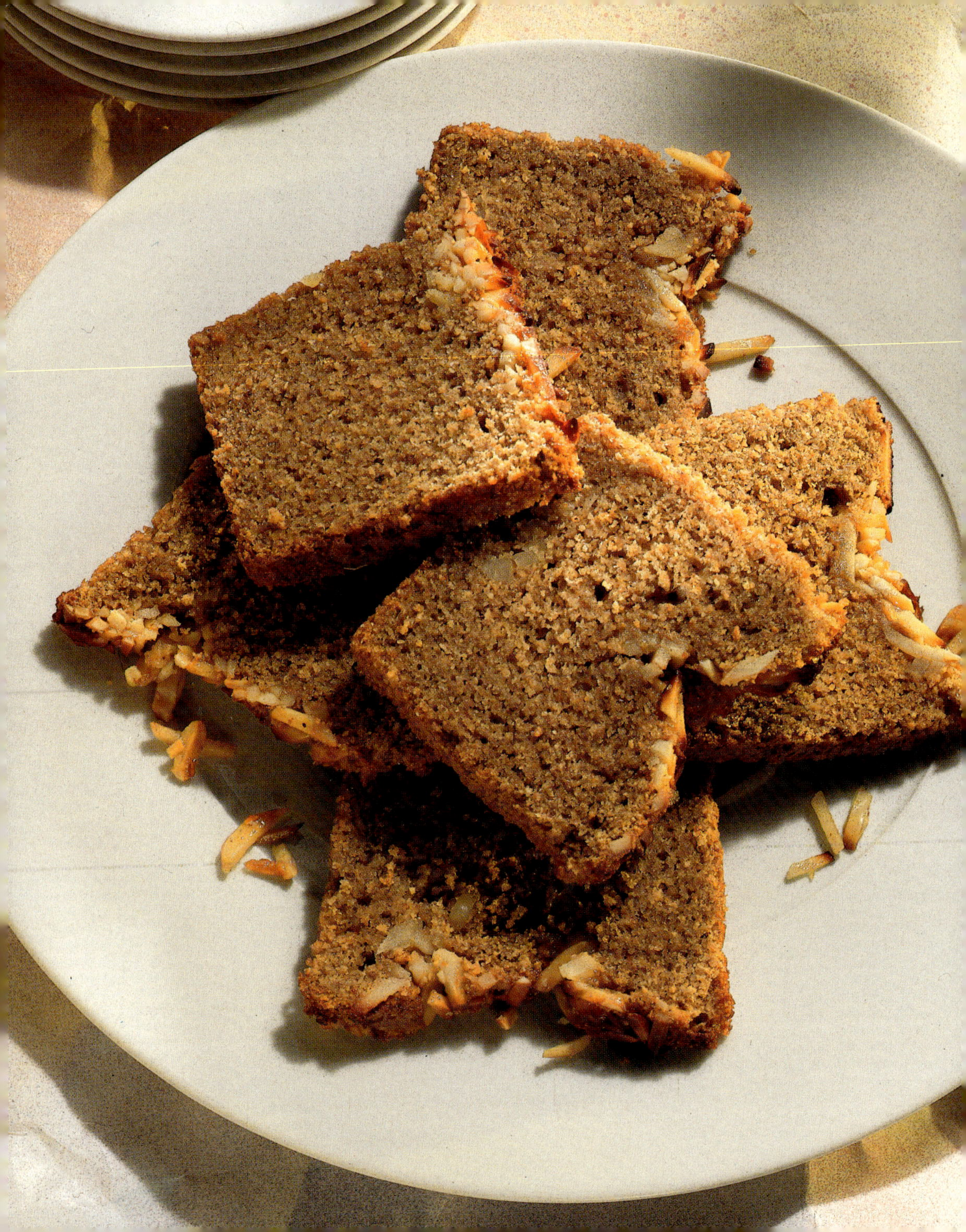

Ganz einfach · Schnell

## Napfkuchen aus Quark-Rührteig

*Zutaten für eine Napfkuchenform von 22 cm Ø: 50 g gehackte Mandeln · 50 g Pinienkerne · 150 g weiche Butter · 180 g Honig · abgeriebene Schale von 1 unbehandelten Zitrone · 3 Eigelbe · 150 g Speisequark (20%) · 100 g ungeschwefelte Rosinen · 3 Teel. Weinsteinbackpulver · 400 g Weizen, fein gemahlen · etwa 150 ccm Milch · 3 Eiweiße · 1 Prise Meersalz*
*Zum Verzieren: etwas Wildpfeilwurzelmehl*
*Für die Form: etwas Butter*
Bei 20 Stück pro Stück etwa: 930 kJ/220 kcal
5 g Eiweiß · 11 g Fett · 27 g Kohlenhydrate · 1 g Ballaststoffe

Vorbereitungszeit: etwa 20 Minuten
Backzeit: etwa 1 Stunde

- Die Mandeln und die Pinienkerne in einer Pfanne ohne Fett unter ständigem Rühren so lange rösten, bis sie leicht gebräunt sind. Danach auf einen Teller geben und abkühlen lassen.
- Die Napfkuchenform mit etwas Butter einfetten. Den Backofen auf 175° vorheizen.
- Die Butter mit dem Honig und der Zitronenschale mit dem Rührgerät cremig rühren. Die Eigelbe nach und nach hinzufügen.
- Die Rosinen waschen und abtropfen lassen.
- Den Quark unter die Schaummasse rühren. Die Rosinen, die Mandeln und die Pinienkerne dazugeben.
- Das Backpulver mit dem Weizenvollkornmehl vermischen und darunterrühren.
- Soviel Milch hinzufügen, daß der Teig schwer reißend vom Löffel fällt.
- Zuletzt die Eiweiße mit dem Salz sehr steif schlagen und mit Hilfe eines Rührbesens unter den Teig heben.
- Den Teig in die Kuchenform füllen und glattstreichen.
- Den Napfkuchen im Backofen (unten) in etwa 1 Stunde mittelbraun backen.
- Mit einem Holzstäbchen die Garprobe machen.
- Den fertigen Kuchen noch etwa 5 Minuten in der Form stehenlassen. Danach auf ein Kuchengitter stürzen und vollständig erkalten lassen.
- Vor dem Servieren mit etwas Wildpfeilwurzelmehl bestäuben.

Wer gerne Gewürzkuchen ißt, sollte dieses raffinierte Rezept mit Mandeln einmal ausprobieren. Rezept Seite 28.

Preiswert · Ganz einfach

## Zitronen-Sandkuchen

Den Zitronenkuchen können Sie gut vorbereiten, da er vor dem Anschneiden einen Tag durchziehen sollte.

*Zutaten für eine Kastenform von 25 cm Länge: 180 g weiche Butter · 120 g Zuckerrohrgranulat · 4 Eier · 1 Prise Meersalz · abgeriebene Schale und Saft von 1 unbehandelten Zitrone · 3 Teel. Weinsteinbackpulver · 50 g Hirse, fein gemahlen · 200 g Weizen, fein gemahlen*
*Zum Bestreichen: 2 Eßl. Honig · Saft von 1 Zitrone*

*Für die Form: etwas Butter und Pergamentpapier*
Bei 16 Stück pro Stück etwa: 1800 kJ/430 kcal
22 g Eiweiß · 28 g Fett · 21 g Kohlenhydrate · 1 g Ballaststoffe

Vorbereitungszeit: etwa 35 Minuten
Backzeit: etwa 1 Stunde

- Die Kastenform mit der Butter leicht einfetten und mit dem Pergamentpapier auskleiden. Den Backofen auf 180° vorheizen.
- Für den Teig die Butter, das Granulat, die Eier, das Salz, die Zitronenschale und den -saft in eine Rührschüssel geben. Die Schüssel in ein heißes Wasserbad stellen und die Zutaten etwa 5 Minuten mit dem Rührgerät auf höchster Schaltstufe cremig rühren. Die Schüssel aus dem Wasserbad nehmen und die Masse noch etwa 5 Minuten rühren.
- Das Backpulver mit dem Hirse- und dem Weizenvollkornmehl vermischen und mit einem Rührlöffel unter die Schaummasse mengen.
- Den Teig in die Kastenform einfüllen und glattstreichen.
- Den Sandkuchen im Backofen (Mitte) in etwa 1 Stunde goldbraun backen.
- Mit einem Holzstäbchen die Garprobe durchführen.
- Den fertigen Kuchen auf ein Kuchengitter stürzen und das Pergamentpapier vorsichtig abziehen.
- Den Honig mit dem Zitronensaft vermischen und die Oberfläche des Kuchens damit bestreichen.
- Den Zitronenkuchen vor dem Anschneiden einen Tag durchziehen lassen.

Läßt sich gut vorbereiten · Ganz einfach

## Irish Tea Brack

Ein feiner irischer Früchtekuchen, den Sie vor dem Anschneiden ein bis zwei Tage durchziehen lassen sollten.

*Zutaten für eine Kastenform von 25 cm Länge: 100 g ungeschwefelte entsteinte Trockenpflaumen · 100 g ungeschwefelte getrocknete Aprikosen · 100 g ungeschwefelte Korinthen · 100 g ungeschwefelte Rosinen · 100 ccm warmer schwarzer Tee · 2 Eßl. Rum oder Zitronensaft · abgeriebene Schale von ½ unbehandelten Zitrone · 1 Teel. Zimtpulver · ¼ Teel. gemahlener Ingwer · 30 g weiche Butter · 100 g Honig · 1 Ei · 2 Teel. Weinsteinbackpulver · 250 g Weizen, fein gemahlen · etwa ⅛ l Milch*
*Zum Verzieren: etwa 50 g Mandeln*
*Für die Form: etwas Butter*
Bei 16 Stück pro Stück etwa: 770 kJ/180 kcal
4 g Eiweiß · 4 g Fett · 32 g Kohlenhydrate · 2 g Ballaststoffe

Vorbereitungszeit: etwa 25 Minuten
Marinierzeit: 12–15 Stunden (über Nacht)
Backzeit: etwa 1 Stunde

- Die Pflaumen und die Aprikosen in kleine Stückchen schneiden.
- Die Korinthen und die Rosinen waschen, abtrocknen und mit den Trockenfrüchten in eine Schüssel geben. Das Ganze mit dem Tee übergießen. Den Rum oder den Zitronensaft, die Zitronenschale, den Zimt und den Ingwer hinzufügen und gut untermischen. Die Früchtemischung abdecken und 12–15 Stunden, am besten über Nacht, marinieren lassen.
- Die Mandeln zum Verzieren häuten. Dafür Wasser zum Kochen bringen und die Mandeln 3–4 Minuten hineinlegen. Danach die Mandeln

aus dem Wasser nehmen, mit kaltem Wasser abbrausen und die Häute abziehen.
- Die Kastenform mit etwas Butter einfetten. Den Backofen auf 175° vorheizen.
- Die Butter und den Honig cremig rühren, dann das Ei zugeben und unterrühren.
- Das Backpulver mit dem Weizenvollkornmehl vermischen und unter die Schaummasse mengen.
- Soviel Milch hinzufügen, daß der Teig schwer reißend vom Löffel fällt.
- Die marinierten Früchte unter den Teig mischen.
- Den Teig in die Form füllen und glattstreichen. Die Oberfläche mit den Mandeln verzieren.
- Den Kuchen im Backofen (Mitte) etwa 1 Stunde backen.
- Mit einem Holzstäbchen die Garprobe machen.
- Den fertigen Kuchen aus dem Ofen nehmen und etwa 10 Minuten in der Form stehenlassen. Den Früchtekuchen auf ein Kuchengitter stürzen und erkalten lassen. Vor dem Anschneiden ein bis zwei Tage durchziehen lassen.

Ganz einfach · Preiswert

## Marmorkuchen

Ein beliebter Klassiker unter den Rührkuchen

*Zutaten für eine Napfkuchenform von 22 cm Ø:*
*250 g weiche Butter · 100 g Zuckerrohrgranulat · 1 Prise Meersalz · 4 Eigelbe · 1 Eßl. Quark (20%) · 3 Teel. Weinsteinbackpulver · 375 g Weizen, fein gemahlen · etwa 150 ccm Milch · 4 Eiweiße · 1 Eßl. ungesüßtes Kakaopulver · 2 Eßl. Rum oder Wasser*
*Für die Form: etwas Butter*

Bei 20 Stück pro Stück etwa: 860 kJ/200 kcal
4 g Eiweiß · 12 g Fett · 19 g Kohlenhydrate · 1 g Ballaststoffe

Vorbereitungszeit: etwa 25 Minuten
Backzeit: etwa 1 Stunde

- Die Napfkuchenform mit etwas Butter einfetten.
- Den Backofen auf 180° vorheizen.
- Die Butter mit dem Granulat, dem Salz und den Eigelben so lange cremig rühren, bis sich das Granulat aufgelöst hat. Den Quark hinzugeben und unterrühren.
- Das Backpulver mit dem Weizenvollkornmehl vermischen und unter die Masse mengen. Nach und nach soviel Milch hinzufügen, bis der Teig schwer reißend vom Löffel fällt.
- Die Eiweiße steif schlagen und mit einem Rührbesen unter den Teig heben.
- Zwei Drittel des Teiges in die Kuchenform füllen und glattstreichen.
- Den restlichen Teig mit dem Kakaopulver und dem Rum oder dem Wasser verrühren und auf dem hellen Teig verteilen. Mit einer Gabel die beiden Teige spiralförmig vermischen, so daß ein Marmormuster entsteht.
- Den Marmorkuchen im Backofen (unten) in etwa 1 Stunde mittelbraun backen.
- Mit einem Holzstäbchen die Garprobe machen.
- Den fertigen Kuchen aus dem Ofen nehmen, auf ein Kuchengitter stürzen und auskühlen lassen.

Ganz einfach · Schnell

## Kuchen für den Kindergeburtstag

Besonders hübsch sieht es aus, wenn Sie den Kuchen mit kleinen bunten Geburstagskerzen bestücken und mit einem Blütenkranz umlegen.

*Zutaten für eine Napfkuchenform von 22 cm ∅:*
*40 g Orangeat im Stück · 40 g Zitronat im Stück · 200 g weiche Butter · ½ Teel. gemahlene Vanille · 160 g Honig · 4 Eigelbe · abgeriebene Schale von 1 unbehandelten Zitrone · 100 g ungeschwefelte Rosinen · 50 g gehäutete, gehackte Mandeln · 3 Teel. Weinsteinbackpulver · 250 g Weizen, fein gemahlen · 250 g Mandeln, frisch gemahlen · 75 ccm Mineralwasser · 4 Eiweiße · 1 Prise Meersalz*
*Zum Bestäuben: Wildpfeilwurzelmehl*
*Für die Form: etwas Butter und etwa 40 g gehäutete, gehackte Mandeln*
Bei 20 Stück pro Stück etwa: 900 kJ/210 kcal
4 g Eiweiß · 15 g Fett · 22 g Kohlenhydrate · 1 g Ballaststoffe

Vorbereitungszeit: etwa 30 Minuten
Backzeit: etwa 50 Minuten

- Das Orangeat und das Zitronat in kleine Würfelchen schneiden.
- Die Napfkuchenform mit etwas Butter einfetten und mit den Mandeln ausstreuen. Den Backofen auf 180° vorheizen.
- Die Butter mit der Vanille und dem Honig cremig rühren. Die Eigelbe nach und nach dazugeben. Die Zitronenschale, die Rosinen, die gehackten Mandeln, das Orangeat und das Zitronat unter die Schaummasse mengen.
- Das Backpulver mit dem Weizenvollkornmehl und den gemahlenen Mandeln vermischen und mit dem Mineralwasser unter den Teig rühren.
- Die Eiweiße mit dem Salz steif schlagen und zuletzt unterheben.
- Den Teig in die Form einfüllen und glattstreichen.
- Den Kuchen im Backofen (Mitte) etwa 50 Minuten goldbraun backen.
- Mit einem Holzstäbchen die Garprobe machen.
- Den fertigen Kuchen aus dem Ofen nehmen, auf ein Kuchengitter stürzen und auskühlen lassen.
- Den Kuchen mit etwas Wildpfeilwurzelmehl bestäuben.

Preiswert · Mit Öl · Schnell

## Elsässer Rührkuchen

*Zutaten für eine Napfkuchenform von 22 cm ∅:*
*100 g ungeschwefelte Rosinen · 100 ccm Öl (mit neutralem Geschmack) · 100 ccm Wasser · 120 g Zuckerrohrgranulat · 4 Eigelbe · 1 Teel. gemahlene Vanille · abgeriebene Schale von 1 unbehandelten Zitrone · 1 Eßl. Zitronensaft · 3 Teel. Weinsteinbackpulver · 250 g Weizen, fein gemahlen · 4 Eiweiße · 1 Prise Meersalz*
*Für die Form: etwas Butter und etwas Mehl*
Bei 20 Stück pro Stück etwa: 1400 kJ/330 kcal
4 g Eiweiß · 6 g Fett · 18 g Kohlenhydrate · 1 g Ballaststoffe

Vorbereitungszeit: etwa 25 Minuten
Backzeit: etwa 1 Stunde

- Die Rosinen in warmem Wasser waschen und auf einem Sieb abtropfen lassen.
- Die Napfkuchenform mit etwas Butter einfetten und mit etwas Mehl ausstreuen. Den Backofen auf 180° vorheizen.

• Das Öl, das Wasser, das Granulat, die Eigelbe und die Vanille in eine Rührschüssel geben. Die Schüssel in ein Gefäß mit heißem Wasser stellen, und die Zutaten in etwa 10 Minuten schaumig rühren.
• Die Rührschüssel aus dem Wasser nehmen, die Zitronenschale und den Zitronensaft unterrühren.
• Das Backpulver und die Rosinen mit dem Weizenvollkornmehl vermischen und danach unter die Schaummasse rühren (die mit Mehl bestäubten Rosinen sinken während des Backens nicht so leicht zu Boden).
• Die Eiweiße mit dem Salz sehr steif schlagen und mit einem Rührbesen unter den Teig heben.
• Den Teig in die Kuchenform füllen und glattstreichen.
• Den Rührkuchen im Backofen (unten) in etwa 1 Stunde mittelbraun backen.
• Mit einem Holzstäbchen die Garprobe machen.
• Den fertigen Kuchen aus dem Ofen nehmen und auf einem Kuchengitter auskühlen lassen.

**Variante: Kleine Törtchen**
Pergamentförmchen auf ein Backblech setzen. In jedes Förmchen etwa 1 Eßlöffel Teig einfüllen und die Törtchen in 15–20 Minuten bei 180° goldbraun backen.

Preiswert · Braucht etwas Zeit

## Festtagsgugelhupf

Der Gugelhupf, manchmal auch Gugelhopf genannt, wird in der klassischen runden Form mit dem Zylinder in der Mitte gebacken. Der Name soll von einer kapuzenähnlichen Kopfbedekkung herleiten, die etwa im 14. Jahrhundert getragen wurde.

*Zutaten für eine Napfkuchenform von 22 cm ∅: 130 g weiche Butter · 125 g Honig · 4 Eigelbe · ½ Teel. Meersalz · 1 Würfel Hefe (42 g) · 300 ccm Milch · 500 g Weizen oder Dinkel, fein gemahlen · 125 g ungeschwefelte Rosinen · 4 Eiweiße*
*Für die Form: etwas Butter und etwas Mehl*
Bei 20 Stück pro Stück etwa: 850 kJ/200 kcal
5 g Eiweiß · 7 g Fett · 28 g Kohlenhydrate · 1 g Ballaststoffe

Vorbereitungszeit: etwa 30 Minuten
Ruhezeit: etwa 1½ Stunden
Backzeit: etwa 1 Stunde

• Die Butter, den Honig, die Eigelbe und das Salz in eine Rührschüssel geben und cremig rühren.
• Die Hefe in der Milch auflösen. Das Weizen- oder Dinkelvollkornmehl und die Hefemilch unter die Schaummasse rühren. Die Rosinen dazugeben und den Teig mit einem Rührlöffel so lange schlagen, bis er Blasen wirft.
• Zuletzt die Eiweiße sehr steif schlagen und unter den Teig heben.
• Den Teig zugedeckt an einem warmen Ort etwa 1 Stunde gehen lassen.
• Die Napfkuchenform mit der Butter einfetten und mit etwas Mehl ausstreuen.
• Den Backofen auf 180° vorheizen.
• Den Teig gut durchrühren, in die Form füllen und noch etwa 30 Minuten gehen lassen.
• Den Gugelhupf im Backofen (unten) in etwa 1 Stunde goldbraun backen.
• Den Kuchen aus dem Ofen nehmen, 3–4 Minuten in der Form stehenlassen, dann zum Auskühlen auf ein Kuchengitter stürzen.

**Tip:** Diesen Kuchen aus gerührtem Hefeteig können Sie auch mit etwas Zitronat und Orangeat, gehackten Nüssen oder fein geschnittenen Trockenfrüchten verfeinern.

# Gewürz- und Nußkuchen

Nüsse haben eine lange Geschichte vorzuweisen. So gehört der Haselstrauch zu den ältesten Pflanzen, die wir in Europa kennen. Bereits bei Ausgrabungen von Pfahlbauten aus der Stein- und Bronzezeit wurden Schalen von Nüssen gefunden. Noch heute kann man sehr alte Walnußbäume in der Nähe von Bauernhöfen entdecken. Doch zurück zum Backen: Nüsse verleihen dem Gebäck ein besonders feines Aroma. Durch ihren hohen Anteil an ungesättigten Fettsäuren sind Kuchen mit Nüssen zwar nicht gerade kalorienarm, aber sie sind dafür auch besonders saftig und aromatisch.

Schnell

## Nußkuchen mit Buchweizen

*Zutaten für eine Napfkuchenform von 22 cm ∅: 180 g weiche Butter · 5 Eigelbe · 100 g Zuckerrohrgranulat · 1 Prise Meersalz · 1 Vanilleschote · 200 g Haselnüsse, frisch gemahlen · 1 Päckchen Weinsteinbackpulver · 75 g Buchweizen, fein gemahlen · 350 g Weizen, fein gemahlen · etwa 200 ccm Milch · 5 Eiweiße*
*Für die Glasur: 100 g Vollmilchschokolade mit Sucanat · 4 Eßl. Sahne*
*Zum Bestreuen: etwa 2 Eßl. Haselnüsse, grob gemahlen*
*Für die Form: etwas Butter*
Bei 20 Stück pro Stück etwa: 2300 kJ/550 kcal
10 g Eiweiß · 34 g Fett · 53 g Kohlenhydrate · 1 g Ballaststoffe

Vorbereitungszeit: etwa 20 Minuten
Backzeit: etwa 1 Stunde 10 Minuten
Fertigstellung: etwa 20 Minuten

- Die Napfkuchenform mit etwas Butter einfetten. Den Backofen auf 175° vorheizen.
- Die Butter mit den Eigelben, dem Granulat und dem Salz cremig rühren, bis sich das Granulat aufgelöst hat.
- Die Vanilleschote längs halbieren, das Mark mit einem kleinen Messer herauskratzen und unter die Schaummasse rühren. Die Haselnüsse hinzufügen.
- Das Backpulver mit dem Buchweizen und dem Weizenvollkornmehl vermischen und unter den Teig mengen.
- Nach und nach soviel Milch mit einem Rührlöffel unter den Teig rühren, bis er schön geschmeidig ist.
- Zuletzt die Eiweiße sehr steif schlagen und vorsichtig unterheben.
- Den Teig in die Form füllen und glattstreichen.
- Den Kuchen im Backofen (Mitte) in etwa 1 Stunde 10 Minuten mittelbraun backen.
- Mit einem Holzstäbchen die Garprobe durchführen.
- Den fertigen Kuchen aus dem Ofen nehmen, aus der Form lösen und auf einem Kuchengitter auskühlen lassen.
- Für die Glasur die Schokolade in kleine Stükke brechen und in einem Topf im Wasserbad schmelzen lassen.
- Die Sahne löffelweise unter die flüssige Schokolade rühren.
- Den Kuchen mit der Schokoladenglasur überziehen und mit den Nüssen bestreuen.

Läßt sich gut vorbereiten

## Schokoladenkuchen

Ein feiner Rührkuchen für festliche Anlässe

*Zutaten für eine Kastenform von 25 cm Länge: 200 g weiche Butter · 100 g Zuckerrohrgranulat · 6 Eigelbe · 1 Teel. Zimtpulver · abgeriebene Schale von ½ unbehandelten Zitrone · 2 Teel. Weinsteinbackpulver · 125 g Weizen, fein gemahlen · 200 g Mandeln, frisch gemahlen · 100 g fein geriebene Vollmilchschokolade mit Sucanat · 6 Eiweiße · 1 Prise Meersalz*
*Zum Bestäuben: etwas Wildpfeilwurzelmehl*
*Für die Form: etwas Butter und Pergamentpapier*
Bei 16 Stück pro Stück etwa: 1200 kJ/290 kcal
6 g Eiweiß · 21 g Fett · 16 g Kohlenhydrate · 1 g Ballaststoffe

Vorbereitungszeit: etwa 35 Minuten
Backzeit: etwa 1 Stunde

- Die Kastenform mit etwas Butter leicht einfetten und mit dem Pergamentpapier auskleiden.
- Für den Teig die Butter, das Granulat, die Eigelbe, den Zimt und die Zitronenschale in eine Rührschüssel geben.
- Die Schüssel in ein heißes Wasserbad stellen und die Zutaten etwa 5 Minuten lang cremig rühren.
- Die Schüssel aus dem Wasserbad nehmen und die Masse weitere 5 Minuten rühren. Den Backofen auf 180° vorheizen.
- Das Backpulver mit dem Weizenvollkornmehl mischen und unter die Schaummasse heben.
- Die Mandeln und die Schokolade dazugeben und unterrühren.
- Die Eiweiße mit dem Salz sehr steif schlagen und mit einem Rührlöffel unter den Teig ziehen.
- Den Teig in die Form einfüllen und glattstreichen.
- Den Kuchen im Backofen (Mitte) in gut 1 Stunde mittelbraun backen.
- Die Garprobe mit einem Holzstäbchen durchführen.
- Den fertigen Kuchen aus dem Ofen nehmen und auf ein Kuchengitter stürzen. Das Pergamentpapier abziehen und den Kuchen auskühlen lassen.
- Danach den Kuchen mit etwas Wildpfeilwurzelmehl bestäuben.
- In Alufolie verpackt und kühl gelagert bleibt dieser Schokoladenkuchen einige Tage wunderbar frisch.

Läßt sich gut vorbereiten

## Honig-Nußkuchen

*Zutaten für eine Kastenform von 30 cm Länge: 200 g weiche Butter · 200 g Honig · 5 Eigelbe · ½ Teel. gemahlener Koriander · ½ Teel. gemahlener Piment · ½ Teel. Muskatnuß, frisch gerieben · ½ Teel. Zimtpulver · 200 g Haselnüsse, frisch gemahlen · ½ Eßl. ungesüßtes Kakaopulver · 3 Eßl. Kirschwasser oder Rosenwasser · 3 Teel. Weinsteinbackpulver · 200 g Weizen, fein gemahlen · 5 Eiweiße · 1 Prise Meersalz · 2–3 Eßl. gehackte, gehäutete Mandeln*
*Für die Form: etwas Butter*
Bei 20 Stück pro Stück etwa: 980 kJ/230 kcal
5 g Eiweiß · 16 g Fett · 17 g Kohlenhydrate · 1 g Ballaststoffe

Vorbereitungszeit: etwa 25 Minuten
Backzeit: etwa 1 Stunde 10 Minuten

- Die Kastenform mit etwas Butter einfetten. Den Backofen auf 180° vorheizen.

- Die Butter, den Honig, die Eigelbe und die Gewürze in eine Rührschüssel geben und schaumig rühren. Die Haselnüsse, das Kakaopulver und das Kirsch- oder das Rosenwasser hinzufügen und kurz unterrühren.
- Das Backpulver mit dem Weizenvollkornmehl vermischen und mit einem Rührlöffel unter den Teig mengen.
- Die Eiweiße mit dem Salz sehr steif schlagen und vorsichtig unter den Teig heben.
- Den Teig in die Kastenform einfüllen und glattstreichen. Die gehackten Mandeln darüber streuen.
- Den Kuchen im Backofen (Mitte) in etwa 1 Stunde 10 Minuten mittelbraun backen.
- Mit einem Holzstäbchen die Garprobe durchführen.
- Den fertigen Kuchen aus dem Ofen nehmen und nach etwa 5 Minuten aus der Form stürzen. Mit der Wölbung nach oben auf einem Kuchengitter auskühlen lassen.
- In Alufolie verpackt und kühl gelagert bleibt der Honig-Nußkuchen zwei bis drei Tage frisch.

Braucht etwas Zeit · Läßt sich vorbereiten · Eignet sich zum Einfrieren

## Gefüllter Plunderring

*Zutaten für einen Plunderring:*
*Für den Hefeteig: 300 ccm Milch · 25 g frische Hefe · ½ Teel. Meersalz · 2 Eßl. Honig · 50 g weiche Butter · 500 g Weizen, fein gemahlen*
*Für den Butterteig: 150 g kalte Butter · 50 g Weizen, fein gemahlen*
*Für die Füllung: 2 Eiweiße · 120 g Honig · ½ Teel. Zimtpulver · 2 gehäufte Teel. Carobpulver oder Kakaopulver · 1 Eigelb · 3 Eßl. Rosenwasser · 300 g Mandeln oder Haselnüsse, frisch gemahlen*
*Zum Bestreichen und Bestreuen: 1 Eigelb · 1 Eßl. Milch · etwa 40 g Mandelblättchen*
*Für das Backblech: etwas Butter*
*Für die Arbeitsfläche: etwas Mehl und Pergamentpapier*

Bei 20 Stück pro Stück etwa: 1400 kJ/330 kcal
8 g Eiweiß · 19 g Fett · 30 g Kohlenhydrate · 2 g Ballaststoffe

Vorbereitungszeit: etwa 1 Stunde
Ruhezeit: insgesamt etwa 13¾ Stunden
Backzeit: etwa 40 Minuten

- Die Milch in eine Rührschüssel geben. Die Hefe darin auflösen. Das Salz, den Honig, die Butter und das Weizenvollkornmehl dazugeben und alles in mindestens 10 Minuten zu einem geschmeidigen Hefeteig verkneten.
- Den Hefeteig zugedeckt im Kühlschrank etwa 12 Stunden (über Nacht) gehen lassen.
- Für den Butterteig die Butter möglichst rasch mit dem Weizenvollkornmehl verkneten. Den Teig zwischen Pergamentpapier zu einer Platte von etwa 15 × 15 cm ausrollen und danach etwa 20 Minuten kühl stellen.
- Den Hefeteig kurz durchkneten und auf einer leicht bemehlten Arbeitsfläche zu einem Rechteck von etwa 20 × 32 cm ausrollen.
- Den Butterteig auf die linke Hälfte der Hefeteigplatte legen und die rechte Hälfte darüber schlagen. Die Ränder leicht zusammendrücken.
- Das Teigpaket zu einem etwa 0,5 cm dicken Rechteck ausrollen. Dabei darauf achten, jeweils nur von oben nach unten und von links nach rechts zu arbeiten. Zwei Drittel der Teigplatte zusammenfalten, das überstehende Drittel darüber klappen.
- Den Teig etwa 20 Minuten im Kühlschrank ruhen lassen. Danach den Arbeitsgang (Ausrollen, Zusammenfalten, Kühlen) noch zweimal wiederholen.
- Für die Füllung die Eiweiße steif schlagen.

Den Honig hinzugeben und so lange weiterrühren, bis eine dicke, glänzende Creme entsteht. Den Zimt, das Carob- oder das Kakaopulver, das Eigelb und das Rosenwasser darunterrühren. Zuletzt die Mandeln oder die Haselnüsse dazugeben.
• Das Backblech mit etwas Butter einfetten.
• Den Plunderteig zu einem etwa 55 × 30 cm großen Rechteck ausrollen. Die Nußpaste mit einem befeuchteten Teigschaber gleichmäßig darauf verstreichen.
• Die Teigplatte von der Längsseite her aufrollen und einmal längs durchschneiden. Die beiden Teigstücke umeinander wickeln und in Ringform auf das Backblech legen (siehe Zeichnung). Dann den Plunderring zugedeckt noch etwa 25 Minuten gehen lassen.

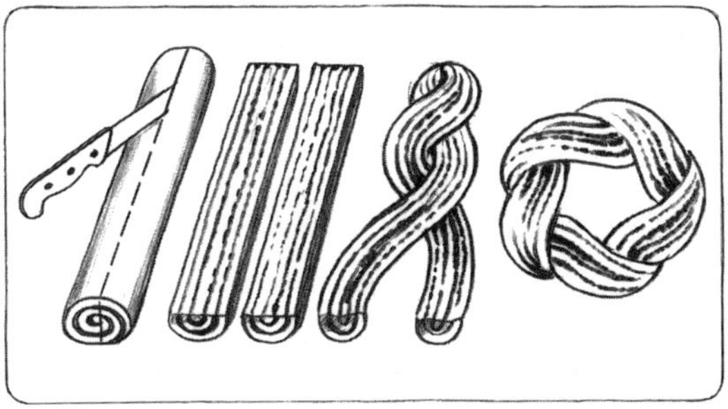

Die Teigrolle durchschneiden, die Teigstücke umeinander wickeln und zu einem Ring verbinden.

• In der Zwischenzeit den Backofen auf 200° vorheizen.
• Das Eigelb mit der Milch verquirlen und den Ring damit bestreichen. Zuletzt mit den Mandelblättchen bestreuen.
• Den Plunderring im Backofen (Mitte) in etwa 40 Minuten mittelbraun backen.
• Die Garprobe machen.
• Den fertigen Kuchen aus dem Ofen nehmen und auf einem Kuchengitter erkalten lassen.

Raffiniert · Läßt sich vorbereiten

## Rehrücken mit Marzipanröllchen

Ein Kuchenklassiker, der toll aussieht, aber ganz einfach zu machen ist.

*Zutaten für eine Rehrückenform von 33 cm Länge:*
*150 g Vollkornzwieback · 150 g weiche Butter · 150 g Honig · ½ Teel. Zimtpulver · abgeriebene Schale von 1 unbehandelten Zitrone · 4 Eigelbe · 4 Eßl. Rum oder ersatzweise Wasser · 3 Teel. Weinsteinbackpulver · 1 Teel. Kakaopulver · 150 g Mandeln, frisch gemahlen · 4 Eiweiße · 1 Prise Meersalz*
*Zum Verzieren: 100 g Honigmarzipan (fertig gekauft oder nach Grundrezept auf Seite 28) · 1 Eßl. Rum oder ersatzweise Rosenwasser · 100 g Zartbitterschokolade mit Sucanat · 3 Eßl. Sahne · 50 g Mandelsplitter*
*Für die Form: etwas Butter · feine Vollkornbrösel zum Ausstreuen*
Bei 20 Stück pro Stück etwa: 1000 kJ/240 kcal
5 g Eiweiß · 17 g Fett · 18 g Kohlenhydrate · 2 g Ballaststoffe

Vorbereitungszeit: etwa 30 Minuten
Backzeit: etwa 40 Minuten
Fertigstellung: etwa 30 Minuten

• Die Rehrückenform mit der Butter einfetten und mit den Bröseln ausstreuen. Den Backofen auf 180° vorheizen.
• Die Zwiebacke mit der Mandelmühle fein mahlen und beiseite stellen.
• Die Butter mit dem Honig, dem Zimt und der Zitronenschale cremig rühren. Nach und nach die Eigelbe und den Rum oder das Wasser unterrühren.

• Das Backpulver mit dem Kakao, den Mandeln und dem Zwiebackmehl vermischen und unter den Teig mengen.
• Die Eiweiße mit dem Salz sehr steif schlagen und unter den Teig heben.
• Den Teig in die Form einfüllen und glattstreichen.
• Den Rehrücken im Backofen (Mitte) in etwa 40 Minuten mittelbraun backen.
• Mit einem Holzstäbchen die Garprobe machen.
• Den fertigen Kuchen aus dem Ofen nehmen, auf ein Kuchengitter stürzen und auskühlen lassen.
• Das Honigmarzipan mit dem Rum oder dem Rosenwasser verkneten, eine gleichmäßige Rolle von etwa 33 cm Länge formen, und diese oben auf die Mitte des Rehrückens legen.
• Die Schokolade in Stücke brechen und im Wasserbad schmelzen. Danach die Sahne löffelweise hinzufügen und gut unterrühren.
• Den Rehrücken mit dem Schokoladenguß überziehen und mit den Mandelstiften verzieren.

## Grundrezept Honigmarzipan

*Zutaten für etwa 300 g Marzipan:*
*200 g ungeschälte Mandeln · 100 g fester, heller Honig (zum Beispiel Klee- oder Rapshonig) · 1½ Eßl. Rosenwasser*

Zubereitungszeit (einschließlich Trockenzeit): etwa 1 Stunde
Haltbarkeit im Kühlschrank: 7–8 Wochen

• Die Mandeln häuten. Dafür in einem Topf etwas Wasser zum Kochen bringen und die Mandeln 3–4 Minuten darin kochen lassen. Dann die Mandeln in ein Sieb geben, kalt abbrausen, und die Häute abziehen.
• Die geschälten Mandeln auf einem Backblech ausbreiten.
• Das Backblech in den kalten Backofen (Mitte) schieben, und die Mandeln bei 50° etwa 35 Minuten trocknen lassen. Nach etwa 20 Minuten die Mandeln einmal wenden.
• Die Mandeln in einer Mandelmühle oder in einem elektrischen Zerkleinerer so fein wie möglich mahlen.
• Den Honig und das Rosenwasser mit den Mandeln verkneten, bis eine glatte elastische Masse entsteht.
• Die Marzipanmasse zu einer Rolle formen, in Folie einwickeln und im Kühlschrank aufbewahren.

Raffiniert

## Gewürzkuchen mit Mandelkruste

Bild Seite 18

*Zutaten für eine Kastenform von 30 cm Länge:*
*250 g weiche Butter · 100 g Zuckerrohrgranulat · 4 Eigelbe · ¼ Teel. gemahlener Koriander · ¼ Teel. gemahlene Nelken · ¼ Teel. Muskat, frisch gerieben · ¼ Teel. gemahlener Kardamom · ½ Teel. Zimtpulver · 2 Eßl. Rum oder Rosenwasser · 1 Päckchen Weinsteinbackpulver · 375 g Weizen, fein gemahlen · etwa 175 ccm Milch · 4 Eiweiße · 1 Prise Meersalz*
*Für den Belag: 100 g Mandeln · 20 g Butter · 1 Eßl. Honig (20 g)*
*Zum Bestreichen: 3 Eßl. Zitronensaft · 1 Eßl. Honig (20 g)*
*Für die Form: etwas Butter*
Bei 20 Stück pro Stück etwa: 1000 kJ/240 kcal
5 g Eiweiß · 16 g Fett · 21 g Kohlenhydrate · 1 g Ballaststoffe

Vorbereitungszeit: etwa 35 Minuten
Backzeit: etwa 1 Stunde
Fertigstellung: etwa 5 Minuten

- Für den Belag die Mandeln zuerst halbieren und dann in Stifte schneiden.
- Die Kastenform mit etwas Butter einfetten.
- Den Backofen auf 180° vorheizen.
- Die Butter, das Granulat, die Eigelbe und die Gewürze in eine Rührschüssel geben. Die Zutaten mit den Quirlen des Handrührgerätes auf höchster Schaltstufe cremig rühren, bis sich das Granulat vollständig aufgelöst hat. Den Rum oder das Rosenwasser unterrühren.
- Das Backpulver mit dem Weizenvollkornmehl vermischen und unter die Schaummasse rühren. Nach und nach soviel Milch hinzufügen, bis der Teig schwer reißend vom Löffel fällt.
- Die Eiweiße mit dem Salz sehr steif schlagen und mit einem Rührlöffel unter den Teig heben.
- Die Butter und den Honig in einen kleinen Topf geben und erwärmen.
- Den Topf vom Herd nehmen, und die Mandelstifte in der Honigbutter wenden.
- Den Teig in die Form füllen und glattstreichen. Die Mandeln gleichmäßig auf der Oberfläche verteilen.
- Den Kuchen im Backofen (Mitte) in etwa 1 Stunde goldbraun backen.
- Mit einem Holzstäbchen die Garprobe machen.
- Den fertigen Kuchen aus dem Ofen nehmen und noch etwa 5 Minuten in der Form stehenlassen.
- Den Zitronensaft mit dem Honig verrühren und den heißen Kuchen damit bestreichen.
- Den Kuchen auf einem Kuchengitter erkalten lassen.

Raffiniert · Ganz einfach

## Orangen-Mandelkuchen

*Zutaten für eine Kastenform von 30 cm Länge:*
*175 g weiche Butter · 175 g Honig · 1 Prise Meersalz · 4 Eigelbe · Saft von 1 Zitrone · abgeriebene Schale von 1 unbehandelten Orange · ½ Teel. Zimtpulver · 175 g Mandeln, frisch gemahlen · 3 Teel. Weinsteinbackpulver · 175 g Weizen, fein gemahlen · 4 Eiweiße*
*Zum Bestreichen: Saft von 1 Orange · Saft von 1 Zitrone · 25 ccm Ahornsirup*
*Für die Form: etwas Butter*
Bei 20 Stück pro Stück etwa: 820 kJ/200 kcal
4 g Eiweiß · 14 g Fett · 15 g Kohlenhydrate · 1 g Ballaststoffe

Vorbereitungszeit: etwa 20 Minuten
Backzeit: etwa 45 Minuten
Fertigstellung: etwa 5 Minuten

- Die Kastenform mit etwas Butter einfetten. Den Backofen auf 180° vorheizen.
- Die Butter, den Honig und das Salz in eine Rührschüssel geben und cremig rühren. Die Eigelbe nach und nach hinzufügen.
- Den Zitronensaft, die Orangenschale, den Zimt und die Mandeln darunterrühren.
- Das Backpulver mit dem Weizenvollkornmehl vermischen und mit dem Teig vermengen.
- Zuletzt die Eiweiße sehr steif schlagen und mit einem Rührlöffel unterheben.
- Den Teig in die Form füllen und glattstreichen.
- Den Kuchen im Backofen (Mitte) in etwa 45 Minuten mittelbraun backen.
- Inzwischen den Orangensaft durch ein Sieb gießen und mit dem Zitronensaft und dem Ahornsirup verrühren.
- Mit einem Holzstäbchen die Garprobe machen.

- Den fertigen Kuchen aus dem Ofen nehmen und mit einem Holzspießchen Löcher in die Oberfläche stechen. Löffelweise den Saft auf dem Kuchen verteilen.
- Den Kuchen auf ein Kuchengitter stürzen und auskühlen lassen.
- Den Orangen-Mandelkuchen möglichst frisch mit geschlagener Sahne servieren.

Ganz einfach · Läßt sich gut vorbereiten

## Zimt-Nußkuchen

Bild Seite 17

*Zutaten für eine Kastenform von 30 cm Länge: 100 g ungeschwefelte entsteinte Trockenpflaumen · 200 g weiche Butter · 150 g Honig · 3 Eigelbe · 2 Eßl. Rum oder Rosenwasser · 2 Teel. Zimtpulver · 125 g Haselnüsse, frisch gemahlen · 3 Teel. Weinsteinbackpulver · 200 g Weizen, fein gemahlen · 2 mittelgroße Äpfel · 3 Eiweiße · 1 Prise Meersalz*
*Zum Verzieren: etwa 40 g Cashewkerne*
*Für die Form: etwas Butter*
Bei 20 Stück pro Stück etwa: 910 kJ/220 kcal
4 g Eiweiß · 14 g Fett · 18 g Kohlenhydrate · 1 g Ballaststoffe

Vorbereitungszeit: etwa 30 Minuten
Quellzeit: etwa 5 Minuten
Backzeit: etwa 1 Stunde

- Die Kastenform mit etwas Butter einfetten.
- Die Trockenpflaumen in kleine Stückchen schneiden.
- Den Backofen auf 180° vorheizen.
- Die Butter, den Honig, die Eigelbe, den Rum oder das Rosenwasser und den Zimt in eine Rührschüssel geben und cremig rühren. Die Haselnüsse hinzufügen und unterrühren.
- Das Backpulver mit dem Weizenvollkornmehl vermischen und mit den Trockenpflaumen unter die Schaummasse heben.
- Den Teig dann etwa 5 Minuten quellen lassen.
- Inzwischen die Äpfel vierteln, schälen, vom Kerngehäuse befreien und raspeln.
- Die Eiweiße mit dem Salz sehr steif schlagen.
- Zuerst die geraspelten Äpfel und danach die Eiweiße unter den Teig ziehen.
- Den Teig in die Form einfüllen und glattstreichen. Die Oberfläche mit den Cashewkernen verzieren.
- Den Kuchen im Backofen (Mitte) in etwa 1 Stunde mittelbraun backen.
- Mit einem Holzstäbchen die Garprobe machen.
- Den fertigen Kuchen aus dem Ofen nehmen und noch etwa 10 Minuten in der Form stehenlassen.
- Den Kuchen auf ein Kuchengitter stürzen und vollständig erkalten lassen.
- In Alufolie verpackt und kühl gelagert bleibt der Zimt-Nußkuchen einige Tage schön frisch.

# Duftende, frische Blechkuchen

Blechkuchen haben ihren festen Platz unter den Gebäckfavoriten, vielleicht auch, weil ihr Duft uns ein wenig an die Kindheit erinnert. Außerdem gehören sie zu manchen Zeiten im Jahr einfach dazu: Wenn die ersten Altweiberfäden durch die Luft segeln und sich der Spätsommer ankündigt, backen wir große Bleche voll saftiger Zwetschgenkuchen und können uns gar kein schöneres Gebäck vorstellen. Diesen und andere verlockende Blechkuchen werden Sie im folgenden Kapitel entdecken.

Eignet sich zum Einfrieren

## Altländer Butterkuchen

Im Alten Land vor den Toren Hamburgs gilt der Butterkuchen als Spezialität. Viele der dort ansässigen Obsthöfe hatten früher ihr eigenes Backhaus, in dem Brot und Kuchen im Holzofen in größeren Mengen gebacken wurden. Zwar ist heute das Backen im Holzofen selten geworden, doch ist dieser Blechkuchen nach wie vor sehr beliebt.

*Zutaten für ein Backblech:*
*¼ l Milch · 25 g frische Hefe · 1 Prise Meersalz · 500 g Weizen, fein gemahlen · 80 g weiche Butter · 80 g Honig · 1 Eigelb*
*Für den Belag: 125 g kalte Butter · etwa 30 g Zuckerrohrgranulat · 100 g Mandelblättchen · ½ Teel. gemahlene Vanille*
*Für das Backblech: etwas Butter*
Bei 20 Stück pro Stück etwa: 920 kJ/220 kcal
4 g Eiweiß · 12 g Fett · 24 g Kohlenhydrate · 1 g Ballaststoffe

Vorbereitungszeit: etwa 30 Minuten
Ruhezeit: etwa 1½ Stunden
Backzeit: etwa 25 Minuten

- Die Milch in eine Rührschüssel geben und die Hefe darin auflösen. Das Salz, das Weizenvollkornmehl, die Butter, den Honig und das Eigelb dazugeben. Alle Zutaten in etwa 10 Minuten zu einem geschmeidigen Teig verkneten.
- Den Teig zugedeckt an einem warmen Ort etwa 1 Stunde gehen lassen.
- Das Backblech mit etwas Butter einfetten.
- Den aufgegangenen Hefeteig nochmals gründlich durchkneten und mit einem bemehlten Wellholz auf dem Backblech gleichmäßig ausrollen.
- Den Teig mit einem Tuch abdecken und noch etwa 30 Minuten gehen lassen.
- In der Zwischenzeit den Backofen auf 200° vorheizen.
- Mit den Fingern kleine Vertiefungen in die Oberfläche des Teiges drücken. Die Butter in kleinen Flöckchen in die Vertiefungen geben.
- Das Granulat gleichmäßig über den Teig streuen. Zuletzt die Mandelblättchen und die Vanille auf der Teigplatte verteilen.
- Den Butterkuchen im Backofen (Mitte) in etwa 25 Minuten goldbraun backen.
- Den gebackenen Kuchen etwas auskühlen lassen. Danach in viereckige Stücke aufschneiden. Die Stücke mit Hilfe einer Palette auf ein Kuchengitter setzen und auskühlen lassen.

**Variante: Apfelbutterkuchen**
Dafür brauchen Sie zusätzlich etwa 1 kg Äpfel. Diese waschen, vierteln, schälen und vom Kerngehäuse befreien. Danach die Äpfel in etwa ½ cm dicke Scheiben schneiden und mit dem Saft einer Zitrone beträufeln. Die Apfelscheiben mit 4 Eßlöffel Wasser und 1 Eßlöffel Honig in einen Topf geben und in 3–4 Minuten bei mittlerer Hitze weich dünsten. Die Äpfel etwas auskühlen lassen und gleichmäßig auf der Teigplatte verteilen. Zuletzt mit den Butterflöckchen, dem Granulat, den Mandelblättchen und der Vanille bestreuen, und wie den Butterkuchen backen.

Braucht etwas Zeit

## Bienenstich mit Mascarponefüllung

Bienenstich schmeckt frisch gebacken am besten. Die Cremefüllung können Sie schon am Vortage zubereiten.

*Zutaten für ein Backblech:*
*350 ccm Milch · 25 g Hefe · ½ Teel. Meersalz · 600 g Weizen, frisch gemahlen · 85 g weiche Butter · 85 g Honig*
*Für den Belag: 150 g Butter · 150 g Honig · 6 Eßl. Milch · 1 Teel. gemahlene Vanille · 200 g Mandelblättchen*
*Für die Füllung: 2 Eiweiße · 75 g Sahne · 70 g Honig · 1 Prise Meersalz · 2 Teel. Agar-Agar · 2 Eigelbe · 250 g Mascarpone (italienischer Frischkäse)*
*Für das Backblech: etwas Butter*
Bei 24 Stück pro Stück etwa: 1200 kJ/290 kcal
7 g Eiweiß · 16 g Fett · 31 g Kohlenhydrate · 1 g Ballaststoffe

Vorbereitungszeit: etwa 40 Minuten
Ruhezeit: etwa 1½ Stunden
Backzeit: etwa 25 Minuten

- Die Milch in eine Rührschüssel geben und die Hefe darin auflösen. Das Salz, das Weizenvollkornmehl, die Butter und den Honig dazugeben. Alle Zutaten in etwa 10 Minuten zu einem geschmeidigen Teig verkneten.
- Den Teig zugedeckt an einem warmen Ort etwa 1 Stunde gehen lassen.
- Für den Belag die Butter, den Honig, die Milch und die Vanille in einen Topf geben und 1–2 Minuten kochen lassen. Den Topf vom Herd nehmen und die Mandelblättchen unterrühren. Die Masse abkühlen lassen.
- Das Backblech mit der Butter einfetten.
- Den aufgegangenen Hefeteig nochmals gründlich durchkneten und das Backblech damit auskleiden.
- Den Teigboden mit einem Tuch abdecken und noch etwa 30 Minuten gehen lassen.
- Den Backofen auf 200° vorheizen.
- Mit einem befeuchteten Teigschaber die Mandelmasse auf dem Teig verteilen.
- Den Kuchen im Backofen (Mitte) in etwa 25 Minuten goldbraun backen.
- Inzwischen die Creme für die Füllung vorbereiten. Dafür die Eiweiße sehr steif schlagen.
- Die Sahne mit dem Honig, dem Salz und dem Agar-Agar in einem Topf verrühren und 1–2 Minuten aufkochen lassen.
- Den Topf vom Herd nehmen und die Eigelbe unter die heiße Masse rühren. Dann den Mascarpone löffelweise dazugeben und unterrühren und zuletzt den Eischnee unter die Creme heben. Die Creme bis zur weiteren Verwendung kühl stellen.
- Den fertigen Kuchen herausnehmen und 5–10 Minuten auf dem Backblech auskühlen lassen. Danach zum Erkalten auf ein Kuchengitter setzen.
- Den Kuchen mit einem Sägemesser waagerecht halbieren, mit der Mascarponecreme bestreichen und wieder zusammensetzen.

**Variante: Kokosbienenstich**
Dafür 150 g weiche Butter mit 150 g Honig cremig schlagen. Nach und nach 4 Eigelbe hinzugeben und gut unterrühren. 250 g Kokosflocken und die abgeriebene Schale von 1 unbehandelten Zitrone unter die Schaummasse geben. Zuletzt 4 Eiweiße sehr steif schlagen und unterheben. Die Kokosmasse gleichmäßig auf den Hefeteig streichen und wie den Bienenstich backen. Eventuell gegen Ende der Backzeit die Oberfläche mit Pergamentpapier abdecken, damit die Kokosmasse nicht zu dunkel wird.

Braucht etwas Zeit · Eignet sich zum Einfrieren

## Dinkel-Streuselkuchen mit Zitronenquark

Bild Umschlag-Rückseite

Durch die weiche Konsistenz des Teiges wird dieser Streuselkuchen besonders locker.

*Zutaten für ein Backblech:*
*¼ l Milch · ½ Teel. Meersalz · 1 Würfel Hefe (42 g) · 80 g Honig · 1 Ei · 80 g weiche Butter · 100 g Hafer, fein gemahlen · 400 g Weizen, fein gemahlen*
*Für den Belag: 400 g Speisequark (20%) · 250 g Mascarpone (italienischer Frischkäse) · 2 Eier · 4 Eßl. Ahornsirup · abgeriebene Schale von 1 unbehandelten Zitrone*
*Für die Streusel: 180 g weiche Butter · 100 g Hafer, fein gemahlen · 200 g Dinkel, fein gemahlen · 1 Teel. Weinsteinbackpulver · 60 g Zuckerrohrgranulat · 1 Prise Meersalz · ½ Teel. gemahlene Vanille*
*Für das Backblech: etwas Butter*
Bei 24 Stück pro Stück etwa: 1100 kJ/260 kcal
8 g Eiweiß · 14 g Fett · 27 g Kohlenhydrate · 1 g Ballaststoffe

Vorbereitungszeit: etwa 45 Minuten
Ruhezeit: etwa 1½ Stunden
Backzeit: etwa 35 Minuten

- Die Milch und das Salz in eine Rührschüssel geben und die Hefe darin auflösen.
- Den Honig, das Ei, die Butter, das Hafer- und das Weizenvollkornmehl dazugeben. Alle Zutaten in etwa 10 Minuten zu einem weichen Hefeteig verkneten.
- Den Teig zugedeckt an einem warmen Ort etwa 1 Stunde gehen lassen.
- Für den Belag den Quark, den Mascarpone, die Eier, den Sirup und die Zitronenschale cremig rühren.
- Für die Streusel nun die Butter, den Hafer, den Dinkel, das Backpulver, das Granulat, das Salz und die Vanille in einer Rührschüssel mit der Hand gut vermengen und zu grobflockigen Streuseln zusammendrücken.
- Das Backblech mit etwas Butter einfetten.
- Den Teig nochmals kurz durchkneten und auf das Backblech geben. Mit bemehlten Fingern den Teig flachdrücken, so daß das Backblech gleichmäßig damit bedeckt ist.
- Das Backblech mit einem Tuch abdecken und den Teigboden noch etwa 30 Minuten gehen lassen.
- In der Zwischenzeit den Backofen auf 200° vorheizen.
- Die Quarkcreme gleichmäßig auf dem Teigboden verstreichen und die Streusel darüber streuen.
- Den Kuchen im Backofen (Mitte) in etwa 35 Minuten goldbraun backen.
- Den fertigen Kuchen herausnehmen und etwa 15 Minuten auf dem Backblech auskühlen lassen. Danach in Portionsstücke schneiden, mit einer Palette auf ein Kuchengitter setzen und erkalten lassen.
- Den Streuselkuchen möglichst frisch servieren.

**Variante: Korinthen-Apfelkuchen**
Anstatt der Streusel die Quarkcreme mit Apfelspalten belegen. Dafür zusätzlich etwa 60 g ungeschwefelte Korinthen unter die Quarkcreme mischen. Etwa 1,5 kg säuerliche Äpfel vierteln, schälen und von dem Kerngehäuse befreien. Die Viertel in Spalten schneiden und mit dem Saft von 1 Zitrone beträufeln. Die Spalten dicht an dicht auf die Quarkcreme setzen.
Den Kuchen sofort nach dem Backen dünn mit erwärmter honiggesüßter Aprikosenmarmelade glasieren.

Eignet sich zum Einfrieren

## Mohnkuchen mit Butterstreuseln

*Zutaten für ein Backblech:*
*¼ l Milch · 1 Prise Meersalz · 80 g Honig · 1 Würfel frische Hefe (42 g) · 100 g weiche Butter · 500 g Weizen, fein gemahlen*
*Für die Füllung: 1 Vanilleschote · ¾ l Milch · 1 Prise Meersalz · 125 g Weizenvollkorngrieß · 250 g Mohn, frisch gemahlen · 100 g ungeschwefelte Rosinen · 3 Eigelbe · 60 g Zuckerrohrgranulat · 3 Eiweiße*
*Für die Streusel: 150 g kalte Butter · 300 g Weizen, fein gemahlen · 60 g Zuckerrohrgranulat · ¼ Teel. Zimtpulver · 1 Eigelb*
*Für das Backblech: etwas Butter*
Bei 24 Stück pro Stück etwa: 1400 kJ/330 kcal
8 g Eiweiß · 15 g Fett · 42 g Kohlenhydrate · 4 g Ballaststoffe pro Stück

Vorbereitungszeit: etwa 45 Minuten
Ruhezeit: etwa 1¼ Stunden
Backzeit: etwa 35 Minuten

- Die Milch, das Salz und den Honig in eine Rührschüssel geben und die Hefe darin auflösen. Die Butter und das Weizenvollkornmehl dazugeben und alle Zutaten in etwa 10 Minuten zu einem geschmeidigen Hefeteig verkneten.
- Den Teig zugedeckt etwa 1 Stunde an einem warmen Ort gehen lassen.
- Inzwischen für die Füllung die Vanilleschote längs halbieren und mit einem kleinen Messer das Mark herauskratzen.
- Die Milch mit dem Salz, dem Vanillemark und der Schote zum Kochen bringen. Die Schote herausnehmen, den Grieß nach und nach einstreuen und die Masse zu einem dicken Brei verkochen.
- Den Topf vom Herd nehmen und den Mohn und die gewaschenen Rosinen unterrühren.
- Die Eigelbe und das Granulat in einer Rührschüssel mit den Quirlen des Handrührgerätes zu einer hellen Creme aufschlagen. Die Mohn-Grieß-Mischung unter die Eicreme rühren.
- Zuletzt die Eiweiße sehr steif schlagen und unter die Masse heben.
- Das Backblech mit etwas Butter einfetten.
- Den Hefeteig nochmals kurz durchkneten und das Backblech damit auskleiden.
- Den Teigboden mit einem Tuch abdecken und noch etwa 15 Minuten gehen lassen.
- Inzwischen den Backofen auf 200° vorheizen.
- Für die Streusel die Butter in kleine Würfel schneiden. Die Butter mit dem Weizenvollkornmehl, dem Granulat und dem Zimt zu feinen Bröseln vermengen. Das Eigelb unter die Brösel kneten und diese zu Streuseln zusammendrücken.
- Die Mohnmasse gleichmäßig auf den Teigboden streichen und die Streusel darauf verteilen.
- Den Kuchen im Backofen (Mitte) bei 200° in etwa 35 Minuten mittelbraun backen.
- Den fertigen Kuchen aus dem Ofen nehmen und etwa 15 Minuten auf dem Backblech auskühlen lassen. Den Mohnkuchen danach in Stücke schneiden und auf einem Kuchengitter vollständig erkalten lassen.

**Tip:** Mohnsamen entwickeln ihren Geschmack am besten, wenn sie fein gemahlen werden. Gemahlener Mohn sollte allerdings möglichst frisch verwendet werden, da er schnell ranzig wird. Wenn Sie keine spezielle Mühle für Ölsaaten besitzen, können Sie den Mohn auch im Reformhaus mahlen lassen.

Ganz einfach

## Florentinerschnitten

*Zutaten für ½ Backblech:*
*100 g weiche Butter · ¼ Teel. Meersalz · 90 g Honig · 2 Eigelbe · 2 Eßl. Zitronensaft · 1 Teel. Weinsteinbackpulver · 150 g Dinkel, fein gemahlen · 30 g Hirse, fein gemahlen · 2 Eiweiße*
*Für den Belag: 50 g Haselnüsse · 50 g Cashewkerne · 50 g Walnußkerne · 50 g Mandeln · 40 g Butter · 25 g Sahne · 2 Eßl. Honig · ½ Teel. gemahlene Vanille*
*Für das Backblech: etwas Butter*
Bei 16 Stück pro Stück etwa: 830 kJ/200 kcal
3 g Eiweiß · 13 g Fett · 16 g Kohlenhydrate · 2 g Ballaststoffe

Vorbereitungszeit: etwa 45 Minuten
Backzeit: etwa 25 Minuten

- Für den Belag die Nüsse und die Mandeln grob hacken.
- Die Butter, die Sahne, den Honig und die Vanille in einen Topf geben und erhitzen. Die Nüsse und die Mandeln dazugeben und untermischen. Den Topf vom Herd nehmen und die Nußmasse abkühlen lassen.
- Das Backblech mit etwas Butter einfetten. Den Backofen auf 180° vorheizen.
- Die Butter, das Salz, den Honig und die Eigelbe mit den Quirlen des Handrührgerätes auf höchster Schaltstufe sehr cremig rühren. Den Zitronensaft unterrühren.
- Das Backpulver mit dem Dinkel- und dem Hirsevollkornmehl vermischen und unter die Schaummasse mengen.
- Die Eiweiße sehr steif schlagen und unter den Teig heben.
- Den Rührteig etwa auf der Hälfte des Backbleches gleichmäßig verstreichen.
- Mit einem befeuchteten Teigschaber die Nußmasse auf dem Teig verteilen und leicht andrücken.
- Den Kuchen im Backofen (Mitte) in etwa 25 Minuten goldbraun backen.
- Mit einem Holzstäbchen die Garprobe machen.
- Den fertigen Kuchen aus dem Ofen nehmen und auf dem Backblech abkühlen lassen.
- Den erkalteten Kuchen in Portionsstücke aufschneiden und möglichst frisch servieren.

**Tip:** Anstatt der Nußmischung können Sie die Schnitten auch nur mit Mandeln oder Haselnüssen backen.

Eignet sich zum Einfrieren

## Sauerkirschkuchen

*Zutaten für ein Backblech:*
*1 kg Sauerkirschen · 2 Vanilleschoten · 200 g weiche Butter · 125 g Zuckerrohrgranulat · 1 Prise Meersalz · 4 Eigelbe · 400 g Magerquark · 3 Teel. Weinsteinbackpulver · 350 g Weizen, fein gemahlen · 4 Eiweiße*
*Zum Bestreuen: 3–4 Eßl. Mandelsplitter*
*Für das Backblech: etwas Butter*
Bei 20 Stück pro Stück etwa: 910 kJ/220 kcal
7 g Eiweiß · 10 g Fett · 25 g Kohlenhydrate · 1 g Ballaststoffe

Vorbereitungszeit: etwa 40 Minuten
Backzeit: etwa 40 Minuten

- Die Sauerkirschen waschen, entsteinen und auf einem Sieb abtropfen lassen.
- Das Backblech mit etwas Butter einfetten. Den Backofen auf 180° vorheizen.
- Die Vanilleschoten längs halbieren und das Mark mit einem kleinen Messer herauskratzen.

- Für den Teig die Butter, das Granulat, das Salz, die Eigelbe und das Vanillemark in eine Rührschüssel geben.
- Die Schüssel in ein heißes Wasserbad stellen und die Zutaten in etwa 5 Minuten cremig rühren.
- Die Schüssel aus dem Wasserbad nehmen, den Quark dazugeben und gut unterrühren.
- Das Backpulver mit dem Weizenvollkornmehl mischen und unter die Schaummasse rühren.
- Zuletzt die Eiweiße sehr steif schlagen und mit einem Rührbesen unter den Teig heben.
- Den Teig auf das Backblech geben und glattstreichen. Die Kirschen gleichmäßig darauf verteilen und mit den Mandelsplittern bestreuen.
- Den Kuchen im Backofen (Mitte) etwa 40 Minuten backen, bis die Oberfläche leicht gebräunt ist.
- Den Kuchen nach dem Backen etwas auskühlen lassen. Danach in rechteckige Stücke schneiden, mit einer Palette auf ein Kuchengitter setzen und erkalten lassen.

Braucht etwas Zeit

## Johannisbeerkuchen auf dem Blech

*Zutaten für ein Backblech:*
*200 ccm Milch · 25 g frische Hefe · 1 Prise Meersalz · 400 g Weizen, fein gemahlen · 50 g Honig · 50 g weiche Butter*
*Für den Belag: 1 Vanilleschote · ¾ l Milch · 50 g Honig · 1 Prise Meersalz · 75 g Weizenvollkorngrieß · 1 Eigelb · 1 kg rote Johannisbeeren*
*Für den Guß: 3 Eiweiße · 200 g Crème fraîche · 2 Eigelbe · 50 g Honig · 1 gehäufter Teel. gemahlene Vanille*
*Für das Backblech: etwas Butter*

Bei 20 Stück pro Stück etwa: 910 kJ/220 kcal
5 g Eiweiß · 8 g Fett · 30 g Kohlenhydrate · 3 g Ballaststoffe

Vorbereitungszeit: etwa 1 Stunde
Ruhezeit: etwa 1 Stunde 20 Minuten
Backzeit: etwa 40 Minuten

- Für den Hefeteig die Milch in eine Rührschüssel geben und die Hefe und das Salz darin auflösen.
- Das Weizenvollkornmehl, den Honig und die Butter dazugeben. Alle Zutaten etwa 10 Minuten mit der Hand kräftig durchkneten, bis ein geschmeidiger Teig entsteht, der sich vom Schüsselrand löst.
- Den Teig zugedeckt an einem warmen Ort etwa 1 Stunde gehen lassen.
- In der Zwischenzeit den Belag vorbereiten. Dafür die Vanilleschote längs halbieren und das Mark herauskratzen.
- Die Milch, den Honig, das Salz, die Vanilleschote und das Mark in einem Topf zum Kochen bringen. Den Weizenvollkorngrieß langsam einrieseln lassen. Den Grießbrei unter ständigem Rühren etwa 10 Minuten bei schwacher Hitze köcheln lassen.
- Den Topf vom Herd nehmen, die Vanilleschote herausnehmen und das Eigelb unterrühren. Die Masse unter gelegentlichem Rühren abkühlen lassen.
- Die Johannisbeeren waschen und abtropfen lassen. Die Beeren von den Rispen abstreifen.
- Das Backblech mit etwas Butter einfetten.
- Den aufgegangenen Hefeteig kurz durchkneten, auf die Mitte des Backbleches legen und mit einem bemehlten Wellholz gleichmäßig ausrollen. Den Teigboden zugedeckt nochmals etwa 20 Minuten gehen lassen.
- Den Backofen auf 180° vorheizen.
- Für den Guß die Eiweiße sehr steif schlagen.
- Die Crème fraîche, die Eigelbe, den Honig

und die Vanille verrühren. Die Eiweiße unterheben.

- Den Grießbrei gleichmäßig auf dem Hefeteig verstreichen und die Johannisbeeren darüber streuen. Den Guß über den Beeren verteilen.
- Den Kuchen im Backofen (Mitte) in etwa 40 Minuten backen, bis die Oberfläche leicht gebräunt ist.
- Den Kuchen aus dem Ofen nehmen und etwa 15 Minuten auskühlen lassen. Dann in rechteckige Stücke aufschneiden, mit einer Palette auf ein Kuchengitter setzen und erkalten lassen.

Preiswert · Eignet sich zum Einfrieren

## Zwetschgenkuchen mit Zimtstreuseln

Zwetschgenkuchen, auch Zwetschgendatschi genannt, gehört wohl zu den beliebtesten Blechkuchen des Spätsommers. Im Badischen, der Heimat der berühmten Bühler Zwetschgen, serviert man den noch lauwarmen Kuchen zu einer feinen Kartoffelsuppe.

*Zutaten für ein Backblech:*
*300 ccm Milch · 1 Prise Meersalz · 80 g Honig · 1 Würfel frische Hefe (42 g) · 1 Eigelb · 100 g weiche Butter · 600 g Weizen, fein gemahlen*
*Für den Belag: 2 kg vollreife Zwetschgen (zum Beispiel Bühler Zwetschgen)*
*Für die Streusel: 150 g Butter · 100 g Zuckerrohrgranulat · 300 g Dinkel, fein gemahlen · ½ Teel. gemahlene Vanille · 3 Teel. Zimtpulver · 1 Teel. Weinsteinbackpulver*
*Für das Backblech: etwas Butter*
Bei 20 Stück pro Stück etwa: 1400 kJ/330 kcal
7 g Eiweiß · 12 g Fett · 52 g Kohlenhydrate · 4 g Ballaststoffe

Vorbereitungszeit: etwa 45 Minuten
Ruhezeit: etwa 1¼ Stunden
Backzeit: etwa 40 Minuten

- Die Milch, das Salz und den Honig in eine Rührschüssel geben und die Hefe darin auflösen. Das Eigelb, die Butter und das Weizenvollkornmehl hinzugeben und alle Zutaten in etwa 10 Minuten zu einem geschmeidigen Hefeteig verkneten.
- Den Teig zugedeckt an einem warmen Ort etwa 1 Stunde gehen lassen.
- In der Zwischenzeit den Belag vorbereiten. Dafür die Zwetschgen waschen und mit einem kleinen scharfen Messer an beiden Enden über Kreuz einritzen. An einer Seite den Schnitt ganz durchziehen und den Stein herauslösen.
- Für die Streusel die Butter, das Granulat und das Dinkelvollkornmehl in eine Schüssel geben. Die Gewürze und das Backpulver hinzufügen und alle Zutaten so lange mit der Hand vermengen, bis grobflockige Streusel entstehen.
- Das Backblech mit der Butter einfetten.
- Den Hefeteig mit bemehlten Händen nochmals kurz durchkneten und auf dem Backblech ausrollen.
- Den Teig mit einem Tuch abdecken und noch etwa 15 Minuten gehen lassen.
- Inzwischen den Backofen auf 200° vorheizen.
- Die Zwetschgen schuppenförmig auf den Teig legen und die Streusel darauf verteilen.
- Den Kuchen im Backofen (Mitte) bei 200° etwa 40 Minuten backen.
- Den Kuchen aus dem Ofen nehmen und etwas auskühlen lassen. Den Zwetschgenkuchen dann in Stücke schneiden, auf ein Kuchengitter setzen und erkalten lassen.

**Tip:** Sie können den Kuchen auch mit zwei geriebenen Vollkornzwiebacken bestreuen. Auch geröstete Mandelblättchen, Haferflocken oder Kokosflocken eignen sich dafür gut.

# Sommerliche Obstkuchen

Der Sommer beschert uns allerlei kulinarische Köstlichkeiten. Es gibt sonnengereifte Beeren und Früchte in Hülle und Fülle, mit denen sich herrliche Obstkuchen zubereiten lassen. Im folgenden Kapitel finden Sie meine schönsten Rezeptideen.

Ganz einfach · Schnell

## Bunte Obsttorte

Eine Obsttorte aus Biskuitteig mit frischen Früchten der Saison ist im Handumdrehen gemacht und gerade das Richtige, wenn sich kurzfristig Besuch angesagt hat.

*Zutaten für eine Obstkuchenform von 30 cm ∅ :*
*3 Eiweiße · 1 Prise Meersalz · 3 Eßl. kaltes Wasser · ½ Teel. gemahlene Vanille · 120 g Honig · 3 Eigelbe · ½ Teel. Weinsteinbackpulver · 130 g Weizen, sehr fein gemahlen*
*Für den Belag: etwa 500 g frische Früchte der Saison oder ersatzweise tiefgekühlte Früchte*
*Für den Guß: ¼ l Fruchtsaft oder Wasser mit etwas Zitronensaft · 1 gehäufter Teel. Agar-Agar (etwa 3 g) · 1–2 Teel. Honig*
*Für die Form: etwas Butter und etwas Mehl*
Bei 16 Stück pro Stück etwa: 330 kJ/79 kcal
1 g Eiweiß · 1 g Fett · 17 g Kohlenhydrate · 1 g Ballaststoffe

Vorbereitungszeit: etwa 15 Minuten
Backzeit: etwa 20 Minuten
Fertigstellung: etwa 30 Minuten

- Den Backofen auf 175° vorheizen.
- Die Obsttortenbodenform sorgfältig mit der Butter einfetten und mit ein wenig Mehl bestäuben.
- Die Eiweiße mit dem Salz und dem Wasser sehr steif schlagen. Die Vanille und den Honig hinzufügen und weiterrühren, bis die Masse cremig und glänzend ist. Die Eigelbe dazugeben und gut unterrühren.
- Das Backpulver mit dem Weizenvollkornmehl vermischen und mit einem Rührbesen vorsichtig unter die Eimasse heben.
- Den Teig in die Form einfüllen und glattstreichen.
- Den Tortenboden im Backofen (Mitte) in etwa 20 Minuten goldbraun backen.
- Mit einem Holzstäbchen die Garprobe machen.
- Den Kuchen aus dem Ofen nehmen und sofort den Kuchenrand mit einem Messer von der Form lösen. Den Tortenboden auf ein Kuchengitter stürzen und auskühlen lassen (siehe Zeichnung).

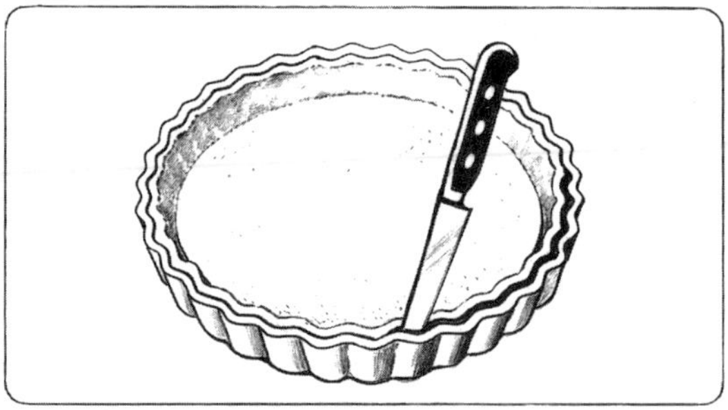

Bei Biskuittortenböden den Kuchenrand sofort nach dem Backen mit einem spitzen Messer von der gewellten Form lösen.

- Für den Belag die Früchte waschen oder verlesen und, falls nötig, in Stücke oder Scheiben schneiden.
- Den Tortenboden dekorativ mit den Früchten belegen.
- Für den Guß die Flüssigkeit genau abmessen, mit dem Agar-Agar und dem Honig verrühren und 1–2 Minuten kochen lassen.

- Den Topf vom Herd nehmen und den Guß unter gelegentlichem Rühren lauwarm abkühlen lassen.
- Den Guß über den Früchten verteilen und fest werden lassen.

**Tips:** Besonders dekorativ wirkt eine Obsttorte, wenn Sie Früchte in Kontrastfarben nehmen, wie zum Beispiel Himbeeren und Heidelbeeren, Mandarinenfilets und grüne Trauben, Erdbeeren und Kiwis oder einen Cocktail aus verschiedenen Beeren.
Damit Sie auch im Winter herrliche Obsttorten herstellen können, die Früchte während der jeweiligen Saison locker auf einem Backblech verteilt einfrieren und danach in gut schließenden Dosen verpacken.
Etwas zeitaufwendiger ist die Kombination von Creme und Früchten, die aber auch besonders fein schmeckt. Dafür den Tortenboden mit einer Mascarponecreme (siehe Rezept Seite 71) oder einer Buttercreme (siehe Rezept Seite 78) bestreichen.
Wenn Sie für einen Tortenguß Agar-Agar verwenden, muß der Guß immer erst etwas abkühlen, bis er kurz vor dem Gelieren ist. Wenn Sie den Guß erst dann über den Früchten verteilen, vermeiden Sie, daß der Tortenboden durchweicht.

Raffiniert · Ganz einfach

## Rhabarberkuchen

Verwenden Sie zum Backen möglichst den ersten jungen Rhabarber. Nach einer alten Bauernregel sollte die Rhabarberernte am Johannestag, also am 24. Juni, beendet sein. Denn im Sommer ist der Rhabarber faserreicher und der Anteil an Oxalsäure ist höher.

*Zutaten für eine Springform von 26 cm ⌀:*
*2 Eiweiße · 125 g Butter · 150 g Honig ·*
*2 Eßl. Zitronensaft · 2 Eigelbe · 2 Teel. Weinsteinbackpulver · 200 g Weizen, fein gemahlen*
*Für den Belag: 500–700 g Rhabarber*
*Für den Guß: 2 Eiweiße · 2 Eigelbe ·*
*100 g Honig · 200 g Crème fraîche*
*Für die Form: etwas Butter*
Bei 12 Stück pro Stück etwa: 1200 kJ/290 kcal
3 g Eiweiß · 16 g Fett · 31 g Kohlenhydrate ·
2 g Ballaststoffe

Vorbereitungszeit: etwa 40 Minuten
Backzeit: etwa 40 Minuten

- Für den Belag den Rhabarber schälen und in etwa 2 cm lange Stücke schneiden. Die Rhabarberstücke in eine Schüssel geben und abgedeckt beiseite stellen.
- Den Backofen auf 180° vorheizen. Die Springform mit etwas Butter leicht einfetten.
- Für den Rührteig die Eiweiße sehr steif schlagen.
- Die Butter, den Honig, den Zitronensaft und die Eigelbe in eine Rührschüssel geben und cremig rühren.
- Das Backpulver mit dem Weizenvollkornmehl vermischen und unter die Schaummasse rühren. Zuletzt den Eischnee mit einem Rührlöffel unter den Teig heben.
- Den Teig in die Springform füllen und glattstreichen. Die Rhabarberstücke gleichmäßig darauf verteilen.
- Den Kuchen im Backofen (Mitte) etwa 10 Minuten vorbacken.
- In der Zwischenzeit für den Guß die Eiweiße sehr steif schlagen.
- Die Eigelbe und den Honig mit dem Rührgerät zu einer hellen, cremigen Masse aufschlagen. Die Crème fraîche löffelweise unter die Schaummasse rühren. Den Eischnee vorsichtig unter die Creme ziehen.

- Den Guß auf dem vorgebackenen Kuchen verteilen.
- Die Form wieder in den Backofen (Mitte) schieben und den Rhabarberkuchen in etwa 30 Minuten fertig backen, bis die Oberfläche leicht gebräunt ist.
- Den fertigen Kuchen aus dem Ofen nehmen und noch 2–3 Minuten in der Form abkühlen lassen.
- Den Kuchenrand mit einem scharfen Messer von der Form lösen und die Springform öffnen. Den Kuchen auf einem Kuchengitter auskühlen lassen.

Raffiniert · Ganz einfach

## Aprikosenkuchen mit Mandel-Sahneguß

Verwenden Sie für diesen Kuchen möglichst ausgereifte Früchte. Sie eignen sich mit ihrem süßlich-herben Geschmack am besten zum Backen.

*Zutaten für eine Springform von 26 cm ∅:*
*125 g weiche Butter · 1 Prise Meersalz · 50 g Honig · 1 Eigelb · 1 Eßl. Wasser oder Zitronensaft · 1 Teel. Weinsteinbackpulver · 250 g Weizen, fein gemahlen*
*Für den Belag: 500 g frische, reife Aprikosen · etwa 12 ganze Mandeln (je nach Stückzahl der Früchte)*
*Für den Guß: 2 Eiweiße · 125 g Sahne · 80 g Honig · 1 Eigelb · 100 g Mandeln, frisch gemahlen · abgeriebene Schale von ½ unbehandelten Orange*
*Für die Form: etwas Butter*
Bei 12 Stück pro Stück etwa: 1400 kJ/330 kcal
6 g Eiweiß · 21 g Fett · 30 g Kohlenhydrate · 3 g Ballaststoffe

Vorbereitungszeit: etwa 1 Stunde
Backzeit: etwa 45 Minuten

- Für den Belag die Aprikosen waschen, abtrocknen, halbieren und entsteinen.
- Die Mandeln kurz in kochendes Wasser legen, danach auf ein Sieb geben und die Häute abziehen. Die Mandeln trocknen lassen.
- Den Backofen auf 175° vorheizen. Die Springform mit etwas Butter einfetten.
- Für den Mürbeteig die Butter, das Salz, den Honig und das Eigelb in eine Rührschüssel geben und cremig rühren. Das Wasser oder den Zitronensaft dazugeben.
- Das Backpulver mit dem Weizenvollkornmehl vermischen und mit einem Rührlöffel unter die Schaummasse mengen.
- Den Teig mit der Hand kurz durchkneten, in die Mitte der Form legen und mit den Fingern zu einem gleichmäßigen Boden flachdrücken. Dabei einen etwa 2 cm hohen Rand formen.
- Für den Guß die Eiweiße sehr steif schlagen.
- Die Sahne, den Honig, das Eigelb, die Mandeln und die Orangenschale in eine Rührschüssel geben und gut verrühren. Den Eischnee mit einem Rührlöffel unter die Mandelmasse heben.
- Die Masse auf dem Mürbeteigboden verstreichen. Die Aprikosenhälften mit der Innenfläche nach oben auf die Mandelmasse setzen.
- Die ganzen Mandeln halbieren und jeweils eine Mandelhälfte in die Früchte legen.
- Den Kuchen im Backofen (Mitte) bei 175° in etwa 45 Minuten hellbraun backen.
- Mit einem Stäbchen die Garprobe machen.
- Den fertigen Kuchen noch etwa 5 Minuten im abgeschalteten Backofen stehenlassen.
- Den Kuchen aus dem Ofen nehmen und etwas auskühlen lassen. Mit einem scharfen Messer den Kuchenrand von der Form lösen, die Springform öffnen und den Aprikosenkuchen auf einem Kuchengitter vollständig erkalten lassen.

Raffiniert

## Zweischichtiger Aprikosenkuchen

*Zutaten für eine Springform von 26 cm ∅:*
*70 g kalte Butter · ½ Teel. Weinsteinbackpulver · 140 g Weizen, fein gemahlen ·*
*25 g Zuckerrohrgranulat · 1 Prise Meersalz ·*
*2 Eßl. kaltes Wasser*
*Für den Belag: 750 g frische, reife Aprikosen*
*Für den Rührteig: 200 g weiche Butter · 1 Prise Meersalz · abgeriebene Schale von ½ unbehandelten Zitrone · 100 g Zuckerrohrgranulat ·*
*2 Eßl. Zitronensaft oder Aprikosenlikör · 3 Eier · 1 gehäufter Teel. Weinsteinbackpulver ·*
*250 g Weizen oder Dinkel, fein gemahlen*
*Zum Bestreuen: 50 g Mandelsplitter · eventuell etwas Wildpfeilwurzelmehl*
*Für die Form: etwas Butter*
Bei 12 Stück pro Stück etwa: 1600 kJ/380 kcal
7 g Eiweiß · 24 g Fett · 38 g Kohlenhydrate ·
4 g Ballaststoffe

Vorbereitungszeit: etwa 45 Minuten
Ruhezeit: etwa 30 Minuten
Backzeit: etwa 1¼ Stunden

- Die Butter in kleine Würfel schneiden und in eine Rührschüssel geben.
- Das Backpulver mit dem Weizenvollkornmehl vermischen und mit dem Granulat und dem Salz zur Butter geben. Die Zutaten so lange mit den Händen vermengen, bis feine Brösel entstehen. Das Wasser hinzufügen und alles zu einem geschmeidigen Teig verkneten.
- Den Teig zugedeckt etwa 30 Minuten im Kühlschrank ruhen lassen.
- Die Aprikosen blanchieren. Dafür Wasser in einen Topf zum Kochen bringen und die Aprikosen portionsweise hineingeben. Nach 2–3 Minuten herausnehmen, mit kaltem Wasser abschrecken. Die Aprikosen mit einem scharfen Messer kreuzweise einschneiden und die Haut abziehen. Die Aprikosen halbieren, den Stein herauslösen. Die Früchte auf ein Sieb geben und abgedeckt beiseite stellen.
- Den Backofen auf 175° vorheizen. Die Springform mit etwas Butter einfetten.
- Den Mürbeteig kurz durchkneten, in die Mitte der Form legen und mit den Fingern zu einem gleichmäßigen Boden flachdrücken. Mit einer Gabel mehrmals an der Oberfläche einstechen.
- Den Boden im Backofen (Mitte) in etwa 15 Minuten vorbacken.
- Für den Rührteig die Butter, das Salz, die Zitronenschale und das Granulat in einer Rührschüssel cremig rühren. Den Zitronensaft oder den Aprikosenlikör hinzufügen und nach und nach die Eier unterrühren.
- Das Backpulver mit dem Weizen- oder dem Dinkelvollkornmehl vermischen und mit einem Rührlöffel unter die Schaummasse mengen.
- Den Mürbeteigboden 2–3 Minuten abkühlen lassen. Die Hälfte des Rührteiges mit einem Teigschaber auf dem Mürbeteigboden verteilen. Die Aprikosenhälften mit der runden Seite nach oben dicht an dicht in den Teig drücken. Den restlichen Teig auf die Aprikosen geben und glattstreichen. Die Oberfläche mit den Mandelsplittern bestreuen.
- Den Kuchen im Backofen (Mitte) in etwa 1 Stunde fertig backen.
- Nach dem Backen den Kuchen noch 3–4 Minuten in der Form abkühlen lassen. Mit einem scharfen Messer den Kuchenrand von der Form lösen und die Form öffnen. Den Aprikosenkuchen auf einem Kuchengitter erkalten lassen.
- Eventuell die Oberfläche mit etwas Wildpfeilwurzelmehl bestäuben.

Raffiniert

## Himbeer-Sahnerolle

Bild nebenstehend

Himbeeren wurden schon im Mittelalter in den Klostergärten als Heilpflanze kultiviert.

*Zutaten für etwa 16 Stücke:*
*5 Eiweiße · 5 Eßl. kaltes Wasser · 1 Prise Meersalz · 120 g Honig · abgeriebene Schale von 1 unbehandelten Zitrone · 1 Eßl. Zitronensaft · 5 Eigelbe · ½ Teel. Weinsteinbackpulver · 160 g Weizen, fein gemahlen*
*Für die Füllung: etwa 500 g frische Himbeeren (ersatzweise auch tiefgefrorene Beeren) · 400 g Sahne · 2 Meßlöffel Biobin (2 g) · 1 Eßl. Honig · ½ Teel. gemahlene Vanille*
*Für das Backblech: Pergamentpapier und etwas Butter*
Bei 16 Stück pro Stück etwa: 650 kJ/150 kcal
3 g Eiweiß · 9 g Fett · 17 g Kohlenhydrate · 2 g Ballaststoffe

Vorbereitungszeit: etwa 25 Minuten
Quellzeit: etwa 10 Minuten
Backzeit: etwa 12 Minuten
Fertigstellung: etwa 40 Minuten

- Das Backblech mit dem gefettetem Pergamentpapier auslegen. Den Backofen auf 200° vorheizen.
- Für den Biskuit die Eiweiße, das Wasser und das Salz in einer Rührschüssel sehr steif schlagen. Den Honig, die Zitronenschale und den Zitronensaft hinzugeben und so lange weiterrühren, bis eine dicke Creme entsteht. Nach und nach die Eigelbe hinzufügen und gut unterrühren.
- Das Backpulver mit dem Weizenvollkornmehl vermischen und vorsichtig mit einem Rührlöffel unter die Eimasse heben.
- Den Teig etwa 10 Minuten quellen lassen.
- Dann die Biskuitmasse gleichmäßig auf dem Backblech verteilen.
- Die Teigplatte im Backofen (Mitte) in etwa 12 Minuten goldbraun backen.
- Auf der Arbeitsfläche ein Tuch ausbreiten.
- Die gebackene Teigplatte an den Rändern von dem Backblech lösen und auf das Tuch stürzen. Sofort das Pergamentpapier abziehen.
- Die Biskuitplatte mit dem Backblech zudecken und erkalten lassen.
- In der Zwischenzeit die Himbeeren verlesen. Zur Garnierung etwa 16 schöne Früchte beiseite legen.
- Die Sahne mit dem Biobin steif schlagen und den Honig und die Vanille unterrühren. Zum Verzieren 3–4 Eßlöffel von der Sahne abnehmen und kühl stellen.
- Die Sahne gleichmäßig auf die Teigplatte streichen, die Himbeeren darauf verteilen und leicht andrücken.
- Die Biskuitplatte mit Hilfe des Tuches von der Längsseite aufrollen und mit der Nahtstelle nach unten auf eine längliche Kuchenplatte setzen.
- Die Oberfläche mit der restlichen Sahne, den Himbeeren und eventuell einigen kleinen Melissenblättern verzieren.

In einer Rührschüssel zuerst die Eiweiße steif schlagen, dann die restlichen Zutaten unterrühren. Die Biskuitmasse auf dem mit gefettetem Pergamentpapier belegten Backblech verteilen. Die gebackene Biskuitplatte auf ein Küchentuch legen und die Sahne darauf streichen. Die Himbeeren gleichmäßig auf der Sahne verteilen. Die Biskuitplatte mit Hilfe eines Küchentuches aufrollen. Die fertige Sahnerolle mit Sahnetupfern, Himbeeren und kleinen Melisseblättern verzieren. Rezept auf dieser Seite.

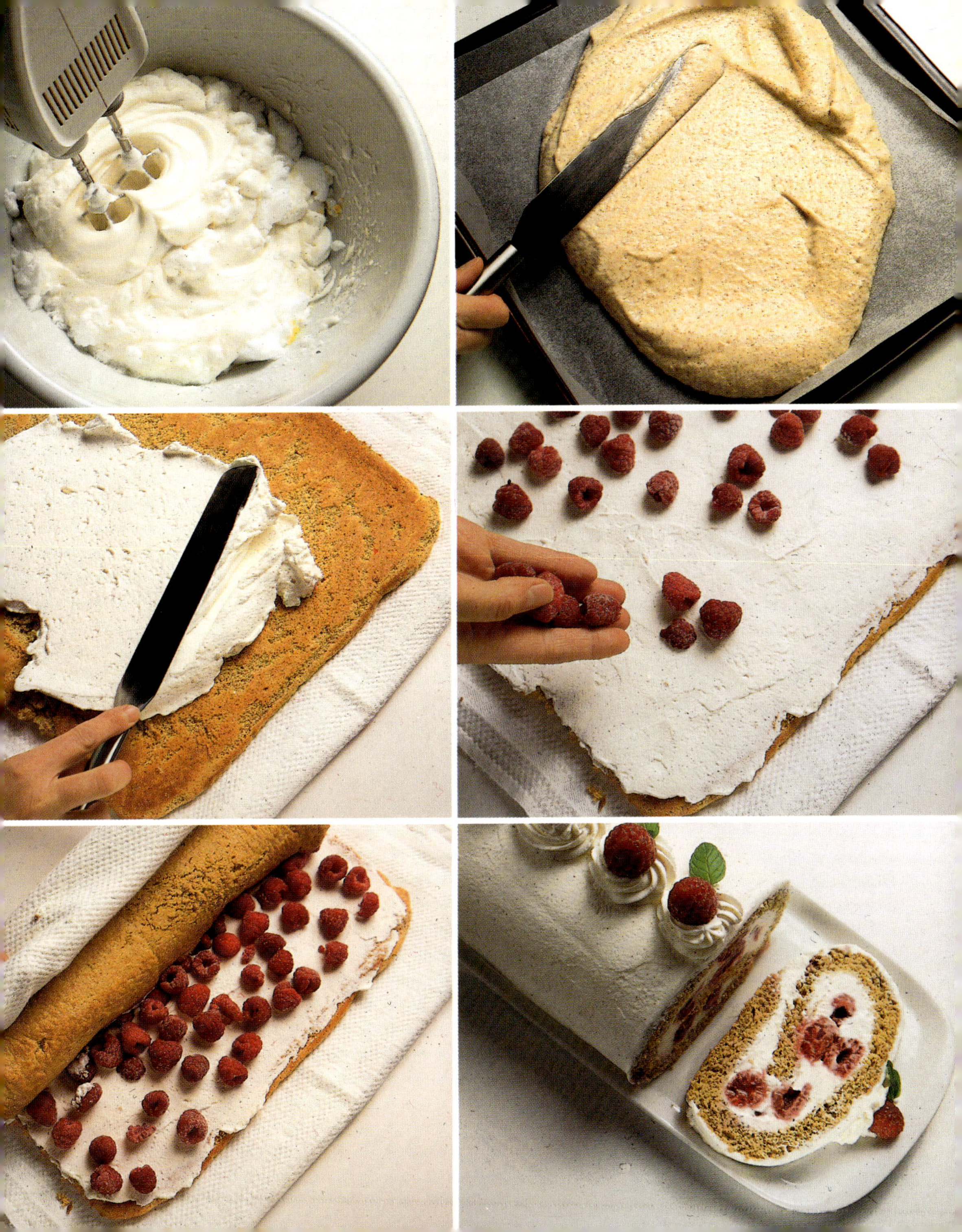

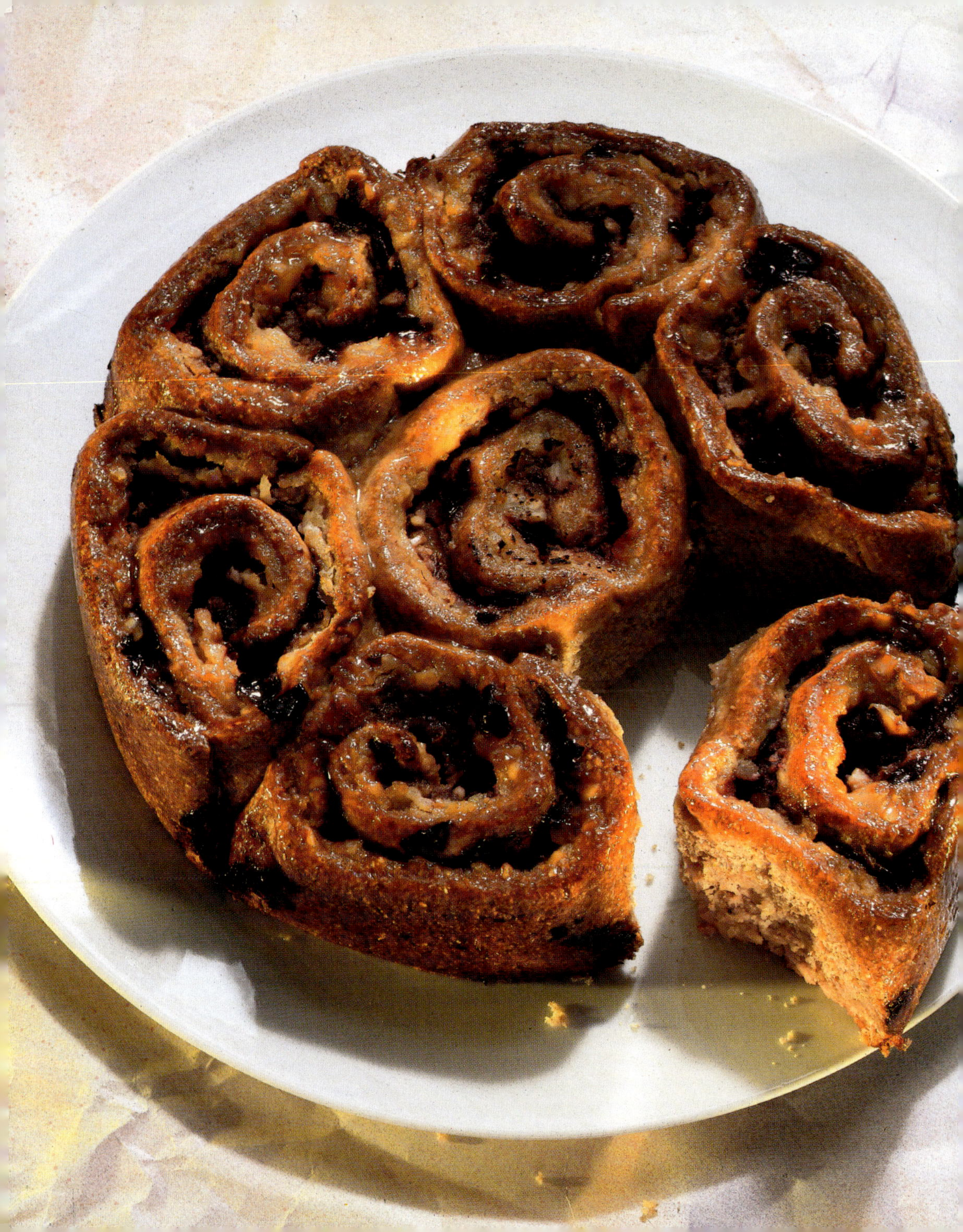

Braucht etwas Zeit

## Zwetschgen-Marzipankuchen

Bild nebenstehend

*Zutaten für eine Springform von 26 cm ∅:*
*¼ l Milch · 20 g frische Hefe (½ Würfel) · 1 Prise Meersalz · 500 g Weizen, fein gemahlen · 100 g weiche Butter · 80 g Honig · abgeriebene Schale von ½ unbehandelten Zitrone*
*Für die Füllung: 200 g geschälte, gehackte Mandeln · etwa 700 g Zwetschgen (zum Beispiel süße Spätzwetschgen) · 200 g Honigmarzipan (fertig gekauft oder nach Grundrezept auf Seite 28) · ⅛ l Milch · ½ Teel. Zimtpulver · ¼ Teel. gemahlene Nelken · ¼ Teel. gemahlener Anis*
*Zum Bestreichen: 50 g flüssige Butter*
*Für die Form: etwas Butter*
*Für die Arbeitsfläche: etwas Mehl*
Bei 12 Stück pro Stück etwa: 2000 kJ/480 kcal
11 g Eiweiß · 25 g Fett · 54 g Kohlenhydrate · 4 g Ballaststoffe

Vorbereitungszeit: etwa 1 Stunde
Ruhezeit: etwa 1½ Stunden
Backzeit: etwa 40 Minuten

Mit dem Zwetschgen-Marzipankuchen, einem raffinierten Obstkuchen, können Sie im Herbst Ihre Gäste verwöhnen. Rezept auf dieser Seite.

- Die Milch in eine Rührschüssel geben und die Hefe darin auflösen.
- Das Salz, das Weizenvollkornmehl, die Butter, den Honig und die Zitronenschale hinzugeben. Alle Zutaten in etwa 10 Minuten zu einem geschmeidigen Hefeteig verkneten.
- Den Teig zugedeckt etwa 1 Stunde an einem warmen Ort gehen lassen.
- Die Mandeln in eine Pfanne ohne Fett geben und unter ständigem Rühren so lange rösten, bis sie eine goldgelbe Farbe angenommen haben. Die Mandeln auf einen Teller geben und abkühlen lassen.
- Die Zwetschgen waschen und abtropfen lassen. Die Früchte halbieren, den Stein herauslösen und die Hälften in kleine Würfel schneiden.
- Das Honigmarzipan zerbröseln.
- Die Milch, die Gewürze und das Marzipan mit einem Pürierstab pürieren. Die Mandeln unter die Marzipanmasse mengen.
- Die Springform mit etwas Butter einfetten.
- Den Hefeteig nochmals gründlich durchkneten und auf einer bemehlten Arbeitsfläche zu einem etwa ½ cm dicken Rechteck ausrollen.
- Die Marzipanmasse gleichmäßig auf dem Rechteck verstreichen. Die Fruchtwürfel darauf verteilen.
- Den Teig von der Längsseite zu einer Rolle aufrollen. Die Längskante mit etwas Wasser bestreichen und an der Rolle festdrücken.
- Die Rolle mit einem scharfen Messer in 15 etwa 2 cm dicke Scheiben aufschneiden.
- Die Teigschnecken nebeneinander in die Form setzen und zugedeckt noch etwa 30 Minuten gehen lassen.
- Den Backofen auf 200° vorheizen.
- Die Oberfläche des Kuchens mit der flüssigen Butter bepinseln.
- Den Kuchen im Backofen (Mitte) in etwa 40 Minuten mittelbraun backen.
- Den fertigen Kuchen aus dem Ofen nehmen und auf einem Kuchengitter auskühlen lassen.

Raffiniert

## Johannisbeertorte mit Nußhaube

Rote Johannisbeeren gehören mit ihrem süßsäuerlichen Aroma zu den beliebtesten Beerenfrüchten. Sie reifen um den 24. Juni, dem Johannestag, dem sie auch ihren Namen verdanken.

*Zutaten für eine Springform von 26 cm ∅:*
*125 g weiche Butter · 70 g Honig · 1 Eigelb · 1 Prise Meersalz · ¼ Teel. Zimtpulver · 1 Teel. Weinsteinbackpulver · 250 g Weizen, fein gemahlen*
*Für den Belag: 500 g rote Johannisbeeren · 3 Eiweiße · 100 g Honig · 1 Eßl. Kirschwasser oder Rosenwasser · 2 Eigelbe · 125 g Haselnüsse, frisch gemahlen*
*Für die Form: etwas Butter*
Bei 12 Stück pro Stück etwa: 1200 kJ/300 kcal
5 g Eiweiß · 16 g Fett · 31 g Kohlenhydrate · 3 g Ballaststoffe

Vorbereitungszeit: etwa 50 Minuten
Backzeit: etwa 45 Minuten

- Für den Belag die Johannisbeeren waschen und abtropfen lassen. Mit der Hand oder mit Hilfe einer Gabel die Beeren von den Rispen streifen.
- Den Backofen auf 200° vorheizen. Die Springform mit etwas Butter einfetten.
- Für den Mürbeteig die Butter, den Honig, das Eigelb, das Salz und den Zimt in eine Rührschüssel geben und cremig rühren.
- Das Backpulver mit dem Weizenvollkornmehl vermischen und mit einem Rührlöffel unter die Schaummasse mengen.
- Den Teig mit der Hand kurz durchkneten, in die Mitte der Form legen und mit den Fingern zu einem gleichmäßigen Boden flachdrücken. Dabei einen 2–3 cm hohen Rand formen. Mit einer Gabel mehrmals den Teigboden einstechen.
- Den Mürbeteigboden im Backofen (Mitte) etwa 10 Minuten vorbacken.
- In der Zwischenzeit für den Belag die Eiweiße sehr steif schlagen. Den Honig, das Kirschwasser oder das Rosenwasser dazugeben und so lange rühren, bis eine cremige Masse entsteht. Die Eigelbe hinzufügen und unterrühren.
- Die Haselnüsse mit einem Rührbesen unter die Masse heben. Zuletzt die Johannisbeeren dazugeben und vorsichtig mit der Nußmasse vermischen.
- Den Belag auf dem vorgebackenen Boden gleichmäßig verstreichen.
- Den Backofen auf 175° zurückschalten.
- Den Kuchen im Backofen (Mitte) in etwa 35 Minuten mittelbraun fertigbacken.
- Die Johannisbeertorte noch etwa 10 Minuten im abgeschalteten Backofen stehenlassen.
- Danach aus dem Ofen nehmen und etwas auskühlen lassen. Mit einem scharfen Messer den Kuchenrand von der Form lösen, die Springform öffnen und die Johannisbeertorte auf einem Kuchengitter vollständig erkalten lassen.

Braucht etwas Zeit

## Biskuitrolle mit Vanillecreme und Heidelbeeren

Bild Umschlag-Vorderseite

Ein festliches Gebäck für besondere Anlässe.

*Zutaten für etwa 16 Stücke:*
*80 g Mandelblättchen · 5 Eiweiße · 5 Eßl. kaltes Wasser · 1 Prise Meersalz · 120 g Honig · 5 Eigelbe · ½ Teel. Weinsteinbackpulver · 150 g Dinkel, fein gemahlen*

# Sommerliche Obstkuchen

*Für die Füllung: 30 g Zuckerrohrgranulat · 2 Eigelbe · 3 Teel. Agar-Agar · ¼ l Milch · 1 Vanilleschote · 200 g Sahne · etwa 300 g frische Heidelbeeren (ersatzweise auch tiefgefrorene Beeren)*
*Für das Backblech: Pergamentpapier und etwas Butter*
Bei 16 Stück pro Stück etwa: 700 kJ/170 kcal
4 g Eiweiß · 8 g Fett · 19 g Kohlenhydrate ·
2 g Ballaststoffe

Vorbereitungszeit: etwa 20 Minuten
Quellzeit: etwa 10 Minuten
Backzeit: etwa 12 Minuten
Fertigstellung: etwa 50 Minuten
Kühlzeit: etwa 1½ Stunden

- Die Mandelblättchen in einer Pfanne ohne Fett unter ständigem Rühren so lange rösten, bis sie leicht gebräunt sind. Danach auf einen Teller geben und abkühlen lassen.
- Das Backblech mit dem gefettetem Pergamentpapier auslegen. Den Backofen auf 200° vorheizen.
- Für den Biskuit die Eiweiße, das Wasser und das Salz in einer Rührschüssel sehr steif schlagen. Den Honig hinzufügen und so lange weiterrühren, bis eine dicke Creme entsteht. Nach und nach die Eigelbe dazugeben und gut unterrühren.
- Das Backpulver mit dem Dinkelvollkornmehl vermischen und vorsichtig mit einem Rührlöffel unter die Eimasse heben.
- Den Biskuitteig etwa 10 Minuten quellen lassen.
- Den Teig gleichmäßig auf dem Backblech verteilen und die Mandelblättchen darüber streuen.
- Die Teigplatte im Backofen (Mitte) bei 200° in etwa 12 Minuten goldbraun backen.
- Auf der Arbeitsfläche ein Tuch ausbreiten.
- Die gebackene Teigplatte an den Rändern von dem Backblech lösen und auf das Tuch stürzen. Sofort das Pergamentpapier vorsichtig abziehen.
- Die Biskuitplatte mit dem Backblech bedecken und erkalten lassen.
- Für die Füllung das Granulat und die Eigelbe in eine Rührschüssel geben und im warmen Wasserbad zu einer hellen Creme aufschlagen.
- Das Agar-Agar und die Milch in einen Topf geben und gut verrühren.
- Die Vanilleschote längs halbieren, das Mark mit einem kleinen Messer herauskratzen. Die Schote und das Mark zu der Milch geben.
- Die Milch unter Rühren etwa 1 Minute kochen lassen. Den Topf vom Herd nehmen, die Schote entfernen und die heiße Milch unter die Eicreme rühren.
- Die Creme unter häufigem Rühren erkalten lassen.
- Die Sahne steif schlagen und unter die Vanillecreme heben.
- Die Füllmasse für etwa 30 Minuten abgedeckt in den Kühlschrank stellen.
- In der Zwischenzeit die Heidelbeeren verlesen, eventuell kleine Blättchen und Steine entfernen.
- Die Creme gleichmäßig auf den Biskuitboden streichen, die Heidelbeeren darauf verteilen und leicht andrücken.
- Die Platte mit Hilfe des Tuches aufrollen und mit der Nahtstelle nach unten auf eine längliche Tortenplatte stellen.
- Die Biskuitrolle vor dem Servieren noch etwa 1 Stunde im Kühlschrank durchziehen lassen.

Ganz einfach · Schnell

## Stachelbeerkuchen mit Streuseln

*Zutaten für eine Springform von 26 cm ∅:*
*250 g Weizen, fein gemahlen · 50 g Hirse, fein gemahlen · 1 Teel. Weinsteinbackpulver · 1 Prise Meersalz · ½ Teel. gemahlene Vanille · 75 g Zuckerrohrgranulat · 125 g kalte Butter · 1 Ei*
*Für den Belag: 500–600 g Stachelbeeren · 100 ccm Wasser · 50 g Zuckerrohrgranulat · 1 Zimtstange*
*Für die Form: etwas Butter*
Bei 12 Stück pro Stück etwa: 1300 kJ/310 kcal
6 g Eiweiß · 10 g Fett · 30 g Kohlenhydrate · 3 g Ballaststoffe

Vorbereitungszeit: etwa 40 Minuten
Backzeit: etwa 30 Minuten

- Für den Belag die Stachelbeeren von Stiel und Blüte befreien, waschen und abtropfen lassen.
- Das Wasser, das Granulat und die Zimtstange in einen Topf geben und kurz aufkochen lassen. Die Stachelbeeren hinzugeben, alles noch einmal aufkochen lassen und zugedeckt beiseite stellen.
- Die Springform mit etwas Butter einfetten. Den Backofen auf 200° vorheizen.
- Das Weizen- und das Hirsevollkornmehl, das Backpulver, das Salz, die Vanille und das Granulat in einer Schüssel vermischen.
- Die Butter in kleine Würfel schneiden und dazugeben. Alle Zutaten so lange mit der Hand vermengen, bis feine Brösel entstehen. Das Ei hinzufügen und unterkneten, dabei den Teig zu gröberen Bröseln zerdrücken.
- Zwei Drittel der Streusel in die Springform geben und zu einem gleichmäßigen Boden festdrücken. Dabei einen etwa 1 cm hohen Rand formen.
- Die Stachelbeeren gut abtropfen lassen und auf dem Boden verteilen.
- Die restlichen Streusel auf die Beeren streuen.
- Den Kuchen im Backofen (Mitte) in etwa 30 Minuten goldbraun backen.
- Den Obstkuchen nach dem Backen noch etwa 10 Minuten in der Form auskühlen lassen.
- Mit einem Messer den Kuchenrand von der Form lösen und die Springform öffnen. Den Kuchen dann auf einem Kuchengitter vollständig auskühlen lassen.
- Den Stachelbeerkuchen vor dem Servieren möglichst einen Tag durchziehen lassen.

Ganz einfach · Schnell

## Glasierte Obsttorte

Durch den Quark-Rührteig wird diese Torte besonders saftig.

*Zutaten für eine Springform von 26 cm ∅:*
*3 Eiweiße · 1 Prise Meersalz · 125 g weiche Butter · 85 g Zuckerrohrgranulat · 3 Eigelbe · ½ Teel. gemahlene Vanille · 250 g Speisequark (20%) · 2 gehäufte Teel. Weinsteinbackpulver · 250 g Weizen, fein gemahlen*
*Für den Belag: 500–600 g beliebiges Obst (zum Beispiel Kirschen, Zwetschgen, Mirabellen, Birnen, Äpfel) · eventuell 2–3 Eßl. Zitronensaft*
*Zum Glasieren: 3 Eßl. honiggesüßter Aprikosenfruchtaufstrich · 2 Eßl. Zitronensaft*
*Für die Form: etwas Butter und etwas Mehl*
Bei 12 Stück pro Stück etwa: 1000 kJ/240 kcal
6 g Eiweiß · 10 g Fett · 31 g Kohlenhydrate · 1 g Ballaststoffe

Vorbereitungszeit: etwa 40 Minuten
Backzeit: etwa 1 Stunde
Fertigstellung: etwa 15 Minuten

- Die Springform mit etwas Butter einfetten und mit etwas Mehl ausstreuen.
- Für den Belag die Früchte waschen und abtropfen lassen. Falls nötig schälen oder entsteinen, halbieren oder in Scheiben schneiden. Bei Äpfeln oder Birnen zusätzlich etwas Zitronensaft über die Scheiben träufeln, damit sie nicht braun werden. Das Obst zugedeckt beiseite stellen.
- Den Backofen auf 180° vorheizen.
- Für den Teig die Eiweiße mit dem Salz sehr steif schlagen und beiseite stellen.
- Die Butter, das Granulat, die Eigelbe und die Vanille in eine Rührschüssel geben und so lange cremig rühren, bis sich das Granulat vollständig aufgelöst hat. Den Quark nach und nach hinzugeben und gut unterrühren.
- Das Backpulver mit dem Weizenvollkornmehl vermischen und unter die Masse rühren. Zuletzt die Eiweiße mit einem Rührlöffel unter den Teig heben.
- Den Teig in die Form einfüllen und glattstreichen. Das Obst dekorativ darauf verteilen.
- Die Obsttorte im Backofen (Mitte) in etwa 1 Stunde hellbraun backen.
- Die Garprobe mit einem Holzstäbchen durchführen.
- Den fertigen Kuchen aus dem Ofen nehmen und noch etwa 10 Minuten in der Form stehen lassen. Danach die Springform öffnen und die Obsttorte auf einem Kuchengitter auskühlen lassen.
- Für die Glasur den Aprikosenfruchtaufstrich mit dem Zitronensaft verrühren und in einem kleinen Topf unter Rühren erhitzen.
- Die Glasur durch ein Sieb streichen und die noch warme Obsttorte damit bepinseln.

Ganz einfach · Schnell

## Mirabellenkuchen mit Pinienkernen

*Zutaten für eine Springform von 26 cm Ø:*
*100 ccm Milch · 1 Prise Meersalz · 1 Eßl. Honig (20 g) · ½ Würfel frische Hefe (20 g) · 50 g weiche Butter · 200 g Weizen, fein gemahlen*
*Für den Belag: 50 g Pinienkerne · etwa 700 g vollreife Mirabellen · 50 g kalte Butter*
*Für die Form: etwas Butter*
*Für die Arbeitsfläche: etwas Mehl*
Bei 12 Stück pro Stück etwa: 1000 kJ/240 kcal
3 g Eiweiß · 10 g Fett · 36 g Kohlenhydrate · 1 g Ballaststoffe

Vorbereitungszeit: etwa 35 Minuten
Ruhezeit: etwa 40 Minuten
Backzeit: etwa 40 Minuten

- Die Milch, das Salz und den Honig in eine Rührschüssel geben und die Hefe darin auflösen. Die Butter und das Weizenvollkornmehl hinzufügen und alles in etwa 8 Minuten zu einem geschmeidigen Hefeteig verkneten.
- Den Teig zugedeckt etwa 30 Minuten an einem warmen Ort gehen lassen.
- Die Pinienkerne in einer Pfanne ohne Fett unter ständigem Rühren so lange rösten, bis sie leicht gebräunt sind. Die Kerne auf einen Teller geben und abkühlen lassen.
- Die Mirabellen waschen und abtropfen lassen.
- Mit einem kleinen scharfen Messer die Mirabellen an einer Seite einschneiden und den Stein herauslösen. Die Früchte zugedeckt beiseite stellen.
- Die Springform mit etwas Butter einfetten.
- Den Teig auf einer leicht bemehlten Arbeitsfläche nochmals kurz durchkneten.

- Den Teig in die Mitte der Springform legen und mit den Fingern zu einem gleichmäßigen Boden flachdrücken. Dabei einen etwa 1–2 cm hohen Rand formen.
- In der Zwischenzeit den Backofen auf 200° vorheizen.
- Die Form mit einem Tuch abdecken und den Teig noch etwa 10 Minuten gehen lassen.
- Die Mirabellen schuppenförmig auf den Teig legen. Die Pinienkerne darüber streuen. Die Butter in kleine Flöckchen schneiden und auf den Früchten verteilen.
- Den Kuchen im Backofen (Mitte) in etwa 40 Minuten backen.
- Den fertigen Kuchen aus dem Ofen nehmen und etwas auskühlen lassen.
- Die Springform öffnen und den Mirabellenkuchen auf einem Kuchengitter erkalten lassen.

Braucht etwas Zeit

## Grießkuchen mit Süßkirschen

Diesen Kuchen können Sie auch als Dessert servieren.

*Zutaten für eine Springform von 26 cm ∅:*
*½ l Milch · 1 Prise Meersalz · 90 g Weizenvollkorngrieß · 500 g Süßkirschen · 75 g Butter · 60 g Honig · 3 Eigelbe · Schale von ½ unbehandelten Zitrone · ½ Teel. Zimtpulver · 2 Teel. Weinsteinbackpulver · 60 g Mandeln, frisch gemahlen · 3 Eiweiße*
*Für die Form: etwas Butter und etwas Mehl*
Bei 16 Stück pro Stück etwa: 560 kJ/130 kcal
3 g Eiweiß · 7 g Fett · 13 g Kohlenhydrate · 2 g Ballaststoffe

Vorbereitungszeit: etwa 30 Minuten
Backzeit: etwa 1¼ Stunden

- Die Springform mit der Butter einfetten und mit etwas Mehl ausstreuen.
- Die Milch und das Salz in einen Topf geben und aufkochen lassen. Den Grieß unter Rühren einrieseln lassen und bei milder Hitze etwa 5 Minuten köcheln.
- Den Topf vom Herd nehmen und den Grießbrei unter gelegentlichem Umrühren erkalten lassen. Den Backofen auf 170° vorheizen.
- Die Kirschen waschen und abtropfen lassen, nach Wunsch auch entsteinen.
- Die Butter mit dem Honig, den Eigelben, der Zitronenschale und dem Zimt cremig rühren.
- Das Backpulver mit den Mandeln vermischen.
- Den Grießbrei und die Mandeln unter die Schaummasse rühren.
- Die Eiweiße steif schlagen und unter die Masse heben. Zuletzt die Kirschen unter den Teig mischen.
- Den Teig in die Form füllen und glattstreichen.
- Den Kuchen im Backofen (Mitte) in etwa 1¼ Stunden goldbraun backen.
- Den fertigen Kuchen noch etwa 10 Minuten im abgeschalteten Backofen stehenlassen. Danach herausnehmen und in der Form erkalten lassen.

Ganz einfach · Preiswert

## Kirsch-Mürbeteigkuchen

*Zutaten für eine Springform von 26 cm ∅:*
*125 g weiche Butter · 70 g Honig · 1 Eigelb · 1 Prise Meersalz · ½ Teel. gemahlene Vanille · 1 Teel. Weinsteinbackpulver · 250 g Dinkel, fein gemahlen*
*Für den Belag: etwa 500 g Süßkirschen (zum Beispiel »Frühe Schwarze« oder »Hedelfinger«)*

*Für den Guß: ½ l Milch · 50 g Butter · 1 Prise Meersalz · ½ Teel. gemahlene Vanille · 70 g Weizenvollkorngrieß · 1 Eigelb · 80 g Honig · 2 Eiweiße*
*Für die Form: etwas Butter*
Bei 12 Stück pro Stück etwa: 1200 kJ/290 kcal
5 g Eiweiß · 15 g Fett · 35 g Kohlenhydrate · 3 g Ballaststoffe

Vorbereitungszeit: etwa 45 Minuten
Backzeit: etwa 40 Minuten

- Für den Belag die Kirschen waschen und abtropfen lassen, nach Wunsch auch entsteinen.
- Für den Guß die Milch, die Butter, das Salz und die Vanille in einen Topf geben und aufkochen lassen. Den Grieß unter Rühren langsam einrieseln lassen und bei milder Hitze etwa 5 Minuten köcheln.
- Den Topf vom Herd nehmen und das Eigelb und den Honig unterrühren. Den Grießbrei unter gelegentlichem Umrühren abkühlen lassen.
- Den Backofen auf 200° vorheizen. Die Springform mit etwas Butter einfetten.
- Für den Teig die Butter, den Honig, das Eigelb, das Salz und die Vanille cremig rühren.
- Das Backpulver mit dem Dinkelvollkornmehl vermischen und unter die Schaummasse mengen.
- Den Teig mit der Hand kurz durchkneten, in die Mitte der Form legen und mit den Fingern zu einem gleichmäßigen Boden flachdrücken. Dabei einen etwa 2 cm hohen Rand formen.
- Mit einer Gabel mehrmals in den Teigboden stechen.
- Den Boden im Backofen (Mitte) etwa 10 Minuten vorbacken.
- Die Eiweiße sehr steif schlagen und unter den Grießbrei heben.
- Den Backofen auf 175° zurückschalten.
- Die Kirschen auf dem vorgebackenen Boden verteilen und den Guß darüber streichen.
- Den Kuchen im Backofen (Mitte) in etwa 30 Minuten goldgelb fertig backen.
- Den fertigen Kuchen aus dem Ofen nehmen. Nach etwa 15 Minuten die Springform öffnen und den Kirschkuchen auf einem Kuchengitter auskühlen lassen.

Braucht etwas Zeit

## Kirschtorte mit Quarkguß und Streuseln

*Zutaten für eine Springform von 26 cm Ø: etwa 750 g Sauerkirschen · 125 g weiche Butter · 125 g Honig · 1 Teel. gemahlene Vanille · 3 Eier · 1 Teel. Weinsteinbackpulver · 200 g Weizen, fein gemahlen*
*Für den Guß: 2 Eiweiße · ¼ l Milch · 1 Teel. gemahlene Vanille · abgeriebene Schale von 1 unbehandelten Zitrone · 60 g Weizen, fein gemahlen · 60 g Honig · 2 Eigelbe · 250 g Speisequark (20%)*
*Für die Streusel: 50 g kalte Butter · 80 g Weizen, fein gemahlen · 40 g Zuckerrohrgranulat · 1 Prise gemahlene Vanille*
*Für die Form: etwas Butter*
Bei 12 Stück pro Stück etwa: 1500 kJ/360 kcal
8 g Eiweiß · 16 g Fett · 45 g Kohlenhydrate · 1 g Ballaststoffe

Vorbereitungszeit: etwa 1 Stunde
Backzeit: etwa 1 Stunde

- Die Sauerkirschen waschen, entsteinen und auf einem Sieb abtropfen lassen.
- Die Springform mit etwas Butter einfetten. Den Backofen auf 175° vorheizen.
- Die Streusel vorbereiten. Dafür die Butter in kleine Würfel schneiden und mit dem Weizenvollkornmehl, dem Granulat und der Vanille in

eine Rührschüssel geben. Diese Zutaten mit der Hand so lange vermengen, bis feine Streusel entstehen.

- Für den Rührteig die Butter, den Honig und die Vanille cremig rühren. Nach und nach die Eier hinzugeben und auf höchster Schaltstufe des Rührgerätes unterrühren.
- Das Backpulver mit dem Weizenvollkornmehl vermischen und unter die Schaummasse rühren.
- Den Teig in die Springform einfüllen und glattstreichen.
- Den Kuchen im Backofen (Mitte) etwa 15 Minuten vorbacken.
- In der Zwischenzeit die Eiweiße für den Guß sehr steif schlagen.
- Die Milch in einen Topf geben und mit der Vanille, der Zitronenschale und dem Weizenvollkornmehl unter ständigem Rühren einmal aufkochen lassen.
- Den Topf vom Herd nehmen. Den Honig, die Eigelbe und den Quark dazugeben und kräftig unterrühren. Zuletzt die Eiweiße unter den Guß heben.
- Die Kirschen auf dem vorgebackenen Kuchen verteilen, den Guß darauf streichen und die Streusel darüber streuen.
- Die Kirschtorte im Backofen (Mitte) bei 175° noch etwa 45 Minuten backen.
- Die fertige Torte etwa 10 Minuten im abgeschalteten Backofen stehenlassen.
- Die Kirschtorte aus dem Ofen nehmen und in der Form lauwarm abkühlen lassen. Erst dann den Springformrand öffnen und die Torte auf einem Kuchengitter vollständig auskühlen lassen.

Braucht etwas Zeit

## Herrenkuchen

Ein würziger lockerer Rührteig mit Sauerkirschen.

*Zutaten für eine Springform von 26 cm Ø:*
*750 g Sauerkirschen · 200 g weiche Butter · 100 g Zuckerrohrgranulat · 1 Prise Meersalz · 4 Eigelbe · 3 Eßl. Kirschwasser oder Rosenwasser · 1 Teel. Zimtpulver · ½ Teel. gemahlene Nelken · 1 Eßl. Carob- oder Kakaopulver · 150 g Haselnüsse, frisch gemahlen · 2 Teel. Weinsteinbackpulver · 125 g Weizen, fein gemahlen · 4 Eiweiße*
*Für die Form: etwas Butter und Pergamentpapier*
Bei 12 Stück pro Stück etwa: 1300 kJ/310 kcal
5 g Eiweiß · 23 g Fett · 24 g Kohlenhydrate · 2 g Ballaststoffe

Vorbereitungszeit: etwa 40 Minuten
Backzeit: etwa 50 Minuten

- Die Sauerkirschen waschen, entsteinen und auf einem Sieb abtropfen lassen.
- Die Springform mit etwas Butter einfetten und mit dem Pergamentpapier auskleiden. Den Backofen auf 180° vorheizen.
- Für den Teig die Butter, das Granulat, das Salz, die Eigelbe und das Kirschwasser oder das Rosenwasser in eine Rührschüssel geben. Die Schüssel in ein heißes Wasserbad stellen und die Zutaten in etwa 5 Minuten cremig rühren.
- Die Schüssel aus dem Wasserbad nehmen und die Schaummasse noch etwa 5 Minuten weiterrühren.
- Den Zimt, die gemahlenen Nelken, das Carob oder den Kakao und die Haselnüsse dazugeben und unterrühren.

- Das Backpulver mit dem Weizenvollkornmehl vermischen und unter den Teig mengen.
- Die Eiweiße sehr steif schlagen und mit einem Rührlöffel unterheben.
- Die Sauerkirschen unter den Teig mischen.
- Den Teig in die Form einfüllen und glattstreichen.
- Den Herrenkuchen im Backofen (Mitte) in etwa 50 Minuten mittelbraun backen.
- Den fertigen Kuchen noch etwa 10 Minuten im abgeschalteten Backofen stehenlassen. Den Kuchen auf ein Kuchengitter stürzen, das Papier abziehen und den Kuchen auskühlen lassen.

Braucht etwas Zeit

## Feiner Zwetschgenkuchen

Der Boden aus Sahnemürbeteig wird mit einer saftigen Mandelmasse bestrichen und dicht an dicht mit Zwetschgen belegt.

*Zutaten für eine Springform von 26 cm Ø :*
*100 g Dinkel, fein gemahlen · 100 g Weizen, fein gemahlen · 1 Teel. Weinsteinbackpulver ·*
*30 g Zuckerrohrgranulat · 1 Prise Meersalz ·*
*100 g Schmant (saure Sahne, 24%) ·*
*3 Eßl. kaltes Wasser*
*Für den Belag: etwa 750 g süße Spätzwetschgen · 50 g Butter · 70 g Honig · 2 Eier ·*
*100 g Mandeln, frisch gemahlen · abgeriebene Schale von ½ unbehandelten Zitrone*
*Für die Form: etwas Butter*
Bei 12 Stück pro Stück etwa: 1100 kJ/260 kcal
6 g Eiweiß · 15 g Fett · 27 g Kohlenhydrate ·
3 g Ballaststoffe

Vorbereitungszeit: etwa 45 Minuten
Ruhezeit: etwa 15 Minuten
Backzeit: etwa 45 Minuten

- Die Springform mit etwas Butter einfetten.
- Das Dinkel- und das Weizenvollkornmehl, das Backpulver, das Granulat, das Salz, den Schmant und das Wasser in eine Rührschüssel geben und zu einem geschmeidigen Teig verkneten.
- Den Teig etwa 15 Minuten ruhen lassen.
- Die Zwetschgen waschen und mit einem kleinen scharfen Messer an beiden Enden über Kreuz einritzen. An einer Seite den Schnitt ganz durchziehen und den Stein herauslösen.
- Den Backofen auf 200° vorheizen.
- Für die Mandelmasse die Butter in ein Pfännchen geben und schmelzen lassen. Danach vom Herd nehmen und etwas abkühlen lassen.
- Den Honig und die Eier zu einer hellen Creme aufschlagen. Die flüssige Butter nach und nach unterrühren. Die Mandeln und die Zitronenschale hinzufügen und unterheben.
- Die Mandelmasse auf dem Teigboden verstreichen.
- Die Zwetschgen schuppenförmig auf der Mandelmasse verteilen.
- Den Kuchen im Backofen (Mitte) etwa 45 Minuten backen.
- Den fertigen Kuchen aus dem Ofen nehmen und noch etwa 15 Minuten in der Form stehenlassen.
- Den Springformrand öffnen und den Zwetschgenkuchen zum völligen Erkalten auf ein Kuchengitter legen.

Ganz einfach

## Schnelle Pfirsichtorte

*Zutaten für eine Springform von 26 cm ∅:*
*4 Eiweiße · 125 g weiche Butter · 150 g Honig · 1 Prise Meersalz · 4 Eigelbe · 2 Eßl. Zitronensaft · abgeriebene Schale von 1 unbehandelten Zitrone · 2 Teel. Weinsteinbackpulver · 250 g Dinkel, fein gemahlen*
*Für den Belag: etwa 800 g reife Pfirsiche*
*Zum Bestreuen: 2–3 Eßl. Mandelblättchen oder Kokosflocken*
*Für die Form: etwas Butter und etwas Mehl zum Bestäuben*
Bei 12 Stück pro Stück etwa: 960 kJ/230 kcal
4 g Eiweiß · 11 g Fett · 29 g Kohlenhydrate · 3 g Ballaststoffe

Vorbereitungszeit: etwa 30 Minuten
Backzeit: etwa 40 Minuten

- Für den Belag zuerst die Pfirsiche blanchieren. Dafür Wasser in einem Topf zum Kochen bringen und die Pfirsiche portionsweise hineingeben. Die Früchte nach 2–3 Minuten aus dem Topf nehmen und kurz mit kaltem Wasser abschrecken.
- Die Pfirsiche mit einem scharfen Messer kreuzweise einschneiden und die Haut abziehen. Die Früchte halbieren und den Stein herauslösen. Die Pfirsichhälften auf ein Sieb legen und abgedeckt beiseite stellen.
- Die Springform mit etwas Butter einfetten. Den Backofen auf 175° vorheizen.
- Für den Rührteig die Eiweiße sehr steif schlagen und beiseite stellen.
- Die Butter, den Honig, das Salz, die Eigelbe, den Zitronensaft und die Zitronenschale in eine Rührschüssel geben und cremig rühren.
- Das Backpulver mit dem Dinkelvollkornmehl vermischen und mit einem Rührlöffel unter die Schaummasse mengen. Zuletzt den Eischnee vorsichtig unter den Rührteig heben.
- Den Teig in die Form einfüllen und glattstreichen.
- Die Pfirsichhälften mit der Wölbung nach oben auf den Teig setzen. Die Oberfläche mit den Mandelblättchen oder den Kokosflocken bestreuen.
- Die Pfirsichtorte im Backofen (Mitte) in etwa 40 Minuten goldgelb backen.
- Die fertige Torte aus dem Backofen nehmen und noch 5–10 Minuten in der Form abkühlen lassen.
- Den Kuchenrand mit einem Messer von der Form lösen und den Springformrand öffnen. Die Pfirsichtorte auf ein Kuchengitter stürzen und auskühlen lassen.

**Tip:** Diese Torte aus Rührteig schmeckt auch mit anderen Früchten. Je nach Saison eignen sich Pflaumen, Kirschen, Aprikosen und Äpfel besonders gut.

Schnell

## Apfelkuchen mit Zimt-Butterglasur

*Zutaten für eine Springform von 26 cm ∅:*
*4 mittelgroße Äpfel (zum Beispiel Boskop) · 100 g weiche Butter · 80 g Zuckerrohrgranulat · 1 Prise Meersalz · 2 Eigelbe · abgeriebene Schale und Saft von 1 unbehandelten Zitrone · 2 Teel. Weinsteinbackpulver · 200 g Weizen, fein gemahlen · 150 ccm Milch · 2 Eiweiße · 50 g Mandelblättchen*
*Für die Glasur: 30 g Butter · 1 Eßl. Honig (20 g) · ½ Teel. Zimtpulver*
*Für die Form: etwas Butter*

Bei 12 Stück pro Stück etwa: 900 kJ/210 kcal
3 g Eiweiß · 12 g Fett · 23 g Kohlenhydrate ·
1 g Ballaststoffe

Vorbereitungszeit: etwa 25 Minuten
Backzeit: etwa 40 Minuten

- Die Äpfel waschen, vierteln, schälen und das Kerngehäuse herausschneiden. Die Oberfläche mit einem scharfen Messer mehrmals längs und quer einkerben.
- Die Äpfel mit dem Saft von ½ Zitrone beträufeln und beiseite stellen.
- Die Springform mit etwas Butter einfetten. Den Backofen auf 200° vorheizen.
- Die Butter, das Granulat, das Salz, die Eigelbe, die Zitronenschale und den restlichen Saft in eine Rührschüssel geben und cremig rühren.
- Das Backpulver mit dem Weizenvollkornmehl vermischen und unterrühren. Die Milch nach und nach unter den Teig mengen.
- Die Eiweiße sehr steif schlagen und mit einem Rührlöffel unter den Teig heben.
- Den Teig in die Springform geben und glattstreichen.
- Die Äpfel mit der Wölbung nach oben auf den Teig setzen und die Mandelblättchen darüber streuen.
- Für die Glasur die Butter mit dem Honig und dem Zimt erwärmen und mit einem Pinsel auf der Oberfläche verstreichen.
- Den Kuchen im Backofen (Mitte) in etwa 40 Minuten mittelbraun backen.
- Mit einem Holzstäbchen die Garprobe machen.
- Den fertigen Kuchen aus dem Ofen nehmen und auf einem Kuchengitter auskühlen lassen.

Raffiniert

## Kokos-Apfeltorte

*Zutaten für eine Springform von 26 cm ∅:*
*100 g weiche Butter · 80 g Honig · 1 Prise Meersalz · 1 Ei · 1 Teel. Weinsteinbackpulver · 200 g Weizen, fein gemahlen*
*Für den Belag: 750 g Äpfel (zum Beispiel Boskop) · 2–3 Eßl. Zitronensaft · 3 Eiweiße · 100 g weiche Butter · 90 g Honig · 3 Eigelbe · 80 g Kokosflocken*
*Für die Form: etwas Butter*
Bei 12 Stück pro Stück etwa: 1300 kJ/310 kcal
3 g Eiweiß · 17 g Fett · 35 g Kohlenhydrate ·
2 g Ballaststoffe

Vorbereitungszeit: etwa 40 Minuten
Ruhezeit: etwa ½ Stunde
Backzeit: etwa 55 Minuten

- Die Springform mit etwas Butter einfetten.
- Die Butter, den Honig und das Salz in eine Rührschüssel geben und cremig rühren. Das Ei hinzufügen und unterrühren.
- Das Backpulver mit dem Weizenvollkornmehl vermischen und unter die Schaummasse mengen.
- Den Teig mit der Hand kurz durchkneten. Die Springform mit dem Teig auskleiden, dabei einen etwa 2 cm hohen Rand formen.
- Den Teigboden für etwa 30 Minuten kühl stellen.
- In der Zwischenzeit den Backofen auf 175° vorheizen.
- Die Äpfel waschen, schälen und vom Kerngehäuse befreien. Danach auf einer Rohkostreibe mittelfein raspeln. Den Zitronensaft über die Äpfel träufeln und das Obst zugedeckt beiseite stellen.
- Die Eiweiße sehr steif schlagen.
- Die Butter, den Honig und die Eigelbe schau-

mig rühren. Die Kokosflocken hinzugeben und unterrühren. Zuletzt die Äpfel und den Eischnee unterheben.
• Die Apfel-Kokosmasse auf dem Teigboden glattstreichen.
• Den Kuchen im Backofen (Mitte) etwa 55 Minuten backen, bis die Oberfläche goldgelb ist.
• Mit einem Holzstäbchen die Garprobe machen.
• Den fertigen Kuchen aus dem Ofen nehmen. Nach etwa 10 Minuten den Springformrand öffnen und die Kokos-Apfeltorte auf einem Kuchengitter auskühlen lassen.

Läßt sich gut vorbereiten

## Nuß-Apfeltorte

Diese Torte aus einem Mürbeteig, der mit Äpfeln belegt und mit einem feinen Nußteig bestrichen wird, hält sich zwei bis drei Tage wunderbar frisch.

*Zutaten für eine Springform von 26 cm ∅:*
*100 g kalte Butter · 40 g Zuckerrohrgranulat · 1 Prise Meersalz · 1 Teel. Weinsteinbackpulver · 200 g Weizen, fein gemahlen · 2 Eßl. Mineralwasser*
*Für den Belag: etwa 750 g Äpfel (zum Beispiel Boskop oder Gravensteiner) · Saft von ½ Zitrone · 250 g weiche Butter · 100 g Zuckerrohrgranulat · 4 Eigelbe · 1 Teel. Zimtpulver · 1–2 Eßl. Kirschwasser oder Rosenwasser · 200 g Haselnüsse, frisch gemahlen · 80 g Weizen, fein gemahlen · 1 Teel. Weinsteinbackpulver · 4 Eiweiße*
*Für die Form: etwas Butter*
Bei 12 Stück pro Stück etwa: 2000 kJ/480 kcal
6 g Eiweiß · 36 g Fett · 37 g Kohlenhydrate · 4 g Ballaststoffe

Vorbereitungszeit: etwa 40 Minuten
Kühlzeit: etwa 30 Minuten
Backzeit: etwa 1 Stunde

• Die Springform mit etwas Butter einfetten.
• Die Butter, das Granulat, das Salz, das Backpulver und das Weizenvollkornmehl in eine Rührschüssel geben und so lange mit der Hand vermengen, bis feine Brösel entstehen. Das Wasser hinzugeben und die Zutaten zu einem geschmeidigen Teig verkneten.
• Die Springform mit dem Teig auskleiden, dabei einen etwa 3 cm hohen Rand formen.
• Die Form in den Kühlschrank stellen und den Teigboden etwa 30 Minuten kühlen.
• Die Äpfel waschen, vierteln und schälen. Das Kerngehäuse entfernen und die Äpfel in Spalten schneiden. Die Apfelspalten mit dem Zitronensaft beträufeln und abgedeckt beiseite stellen.
• Den Backofen auf 180° vorheizen.
• Für den Belag die Butter mit dem Granulat, den Eigelben, dem Zimt und dem Kirsch- oder dem Rosenwasser cremig rühren.
• Die Nüsse, das Weizenvollkornmehl und das Backpulver miteinander vermischen und unter die Schaummasse rühren.
• Die Eiweiße sehr steif schlagen und unter den Teig heben.
• Die Apfelspalten schuppenförmig auf dem Mürbeteig anordnen.
• Den Nußteig über den Äpfeln verteilen und glattstreichen.
• Die Torte im Backofen (Mitte) in etwa 1 Stunde mittelbraun backen. Mit einem Holzstäbchen die Garprobe machen.
• Den fertigen Kuchen aus dem Ofen nehmen. Nach etwa 5 Minuten die Springform öffnen und die Apfeltorte auf einem Kuchengitter auskühlen lassen.

Ganz einfach

## Apfelkuchen mit Schmant

*Zutaten für eine Springform von 26 cm ∅:*
*125 g weiche Butter · 50 g Zuckerrohrgranulat · 1 Prise Meersalz · 1 Ei · 1 Teel. Weinsteinbackpulver · 250 g Weizen, fein gemahlen*
*Für den Belag und den Guß: etwa 750 g Äpfel (zum Beispiel Gravensteiner oder Morgenduft) · 2 Eigelbe · 80 g Honig · 1 Vanilleschote · 250 g Schmant (saure Sahne, 24%) · 2 Eiweiße · etwa 40 g ungeschwefelte Rosinen*
*Für die Form: etwas Butter*
Bei 12 Stück pro Stück etwa: 1500 kJ/360 kcal
5 g Eiweiß · 23 g Fett · 36 g Kohlenhydrate · 2 g Ballaststoffe

Vorbereitungszeit: etwa 45 Minuten
Ruhezeit: etwa 1 Stunde
Backzeit: etwa 55 Minuten

- Die Springform mit etwas Butter einfetten.
- Die Butter mit dem Granulat und dem Salz schaumig rühren. Das Ei hinzugeben und gut unterrühren.
- Das Backpulver mit dem Weizenvollkornmehl vermischen und mit einem Rührlöffel unter den Teig rühren. Zuletzt den Teig mit der Hand kurz durchkneten und zu einer Kugel formen.
- Die Springform mit dem Teig auskleiden, dabei einen etwa 2 cm hohen Rand formen.
- Die Form in den Kühlschrank stellen und den Teigboden etwa 1 Stunde kühlen.
- Den Backofen auf 200° vorheizen.
- Die Äpfel waschen, vierteln und schälen. Das Kerngehäuse entfernen und die Äpfel in Spalten schneiden.
- Die Apfelspalten schuppenförmig auf dem Teigboden verteilen.
- Den Kuchen im Backofen (Mitte) etwa 25 Minuten vorbacken.
- Die Eigelbe mit dem Honig schaumig rühren, bis eine helle Creme entsteht.
- Die Vanilleschote längs halbieren, das Mark herauskratzen und zur Creme geben. Den Schmant hinzufügen und unterrühren.
- Die Eiweiße sehr steif schlagen und unter die Creme heben.
- Die Rosinen waschen, abtropfen lassen, auf dem vorgebackenen Kuchen verteilen und den Guß darüber gießen.
- Den Kuchen im Backofen (Mitte) in etwa 30 Minuten fertigbacken, bis die Oberfläche gebräunt ist.
- Den fertigen Kuchen aus dem Ofen nehmen und in der Form etwas abkühlen lassen. Zum völligen Erkalten auf ein Kuchengitter legen.

Ganz einfach · Raffiniert

## Apfelkuchen mit Sonnenblumenkernkruste

Bild Umschlag-Rückseite

Ein besonders feiner und dennoch unkomplizierter Kuchen für die festliche Kaffeetafel.

*Zutaten für eine Springform von 26 cm ∅:*
*4 Eiweiße · 1 Prise Meersalz · 125 g weiche Butter · 125 g Honig · 4 Eigelbe · abgeriebene Schale von 1 unbehandelten Zitrone · 1 Eßl. Zitronensaft · 2 Teel. Weinsteinbackpulver · 200 g Weizen, fein gemahlen*
*Für den Belag: 4 mittelgroße Äpfel (z. B. Boskop) · Saft von ½ Zitrone · 40 g Honig · 50 g Butter · 125 g Sonnenblumenkerne*
*Für die Form: etwas Butter*
Bei 12 Stück pro Stück etwa: 1200 kJ/290 kcal
5 g Eiweiß · 18 g Fett · 27 g Kohlenhydrate · 2 g Ballaststoffe

150 Butter
100 Zucker
300 Mehl
2 Prisen Salz
2 Prisen Zimt
3 Eßl kaltes W

Vorbereitungszeit: etwa 30 Minuten
Backzeit: etwa 45 Minuten

- Für den Belag die Äpfel waschen, vierteln und schälen. Die Kerngehäuse herausschneiden. Die Äpfel auf der Rückseite mehrere Male längs einschneiden, mit Zitronensaft beträufeln und zugedeckt beiseite stellen.
- Die Springform mit etwas Butter einfetten. Den Backofen auf 180° vorheizen.
- Für den Teig die Eiweiße mit dem Salz sehr steif schlagen.
- Die Butter mit dem Honig cremig rühren. Nach und nach die Eigelbe hinzufügen und gut untermengen. Die Zitronenschale und den Zitronensaft dazugeben.
- Das Backpulver mit dem Weizenvollkornmehl vermischen und unter die Schaummasse rühren. Zuletzt die Eiweiße mit einem Rührlöffel unter den Teig heben.
- Den Teig in die Form einfüllen und glattstreichen.
- Die Äpfel kranzförmig auf dem Teig verteilen.
- Für den Belag den Honig mit 30 g Butter erwärmen und die Sonnenblumenkerne darin wenden.
- Die Kerne auf dem Kuchen verteilen, dabei die Äpfel auslassen.
- Die restliche Butter zerlassen und die Äpfel damit bestreichen.
- Den Kuchen im Backofen (Mitte) in etwa 45 Minuten goldbraun backen.
- Am Ende der Backzeit mit einem Holzstäbchen prüfen, ob der Kuchen durchgebacken ist.
- Den fertigen Kuchen aus dem Ofen nehmen und noch etwa 5 Minuten in der Form stehenlassen.
- Danach die Springform öffnen, und den Kuchen zum Erkalten auf ein Kuchengitter setzen.
- Den Kuchen möglichst frisch mit etwas geschlagener Sahne servieren.

Ganz einfach

## Apfelwähe mit Backpflaumen

*Zutaten für eine Springform von 26 cm Ø:*
*75 g kalte Butter · 50 g Zuckerrohrgranulat · 1 Prise Meersalz · 1 Prise Zimtpulver · 150 g Weizen, fein gemahlen · 1½ Eßl. kaltes Wasser*
*Für den Belag: 200 g entsteinte ungeschwefelte Trockenpflaumen · etwa 500 g Äpfel (zum Beispiel Boskop) · 30 g Walnußkerne · 2 Eiweiße · 2 Eßl. (40 g) Honig · 1 Prise Zimtpulver · 2 Eigelbe · ⅛ l Sahne · 2 Eßl. (20 g) Weizenvollkornmehl*
*Für die Form: etwas Butter*
Bei 12 Stück pro Stück etwa: 980 kJ/230 kcal
3 g Eiweiß · 11 g Fett · 31 g Kohlenhydrate · 3 g Ballaststoffe

Vorbereitungszeit: etwa 35 Minuten
Quellzeit: etwa 12 Stunden (über Nacht)
Ruhezeit: etwa 1 Stunde
Backzeit: etwa 45 Minuten

- Für den Belag die Trockenpflaumen in eine Schüssel geben, mit Wasser bedecken und etwa 12 Stunden (am besten über Nacht) einweichen lassen.
- Die Springform mit etwas Butter einfetten.
- Für den Mürbeteig die Butter in kleine Würfel schneiden und in eine Rührschüssel geben. Das Granulat, das Salz, den Zimt und das Weizenvollkornmehl dazugeben und alle Zutaten mit der Hand vermengen, bis feine Brösel entstehen. Zuletzt das Wasser hinzufügen und die Zutaten zu einem geschmeidigen Teig verkneten.
- Die Springform mit dem Teig auskleiden, dabei einen etwa 3 cm hohen Rand formen. Den Teigboden mit einer Gabel mehrmals einstechen.

• Die Form mit dem Teigboden für etwa 1 Stunde in den Kühlschrank stellen.
• Den Backofen auf 200° vorheizen.
• Die Äpfel vierteln, schälen, von den Kerngehäusen befreien und in dünne Spalten schneiden.
• Die Pflaumen abtropfen lassen und zusammen mit den Äpfeln kreisförmig auf den Teigboden legen. Die Walnüsse darüber streuen.
• Den Kuchen im Backofen (Mitte) etwa 15 Minuten vorbacken.
• Inzwischen für den Guß die Eiweiße sehr steif schlagen. Den Honig und den Zimt dazugeben und so lange rühren, bis eine glänzende Creme entsteht. Die Eigelbe darunterrühren. Die Sahne nach und nach dazugeben und zuletzt das Weizenvollkornmehl unterheben.
• Den Sahneguß über den vorgebackenen Kuchen verteilen.
• Die Apfelwähe im Backofen (Mitte) noch etwa 30 Minuten backen.
• Den fertigen Kuchen etwa 15 Minuten in der Form abkühlen lassen. Danach die Wähe vorsichtig aus der Form lösen und auf einem Kuchengitter auskühlen lassen.

Raffiniert · Ganz einfach

## Quitten-Tarte

Leuchtend gelb, mit einem pelzigen Flaum auf der Schale und einem Duft, der an Ananas erinnert, kommen im Herbst die Quitten auf den Markt. Im rohen Zustand sind die Früchte steinhart, doch beim Kochen oder Backen entwickeln sie ihren süß-herben Geschmack.

*Zutaten für eine Tarteform von 26 cm Ø:*
*120 g kalte Butter · 200 g Weizen, fein gemahlen · 40 g Zuckerrohrgranulat · 1 Prise Meersalz · ½ Teel. Weinsteinbackpulver · 3 Eßl. kaltes Wasser*
*Für den Belag: 1,5 kg Quitten · ¾ l Wasser · 100 g Zuckerrohrgranulat · 1 Teel. Agar-Agar*
*Für die Form: etwas Butter*
Bei 12 Stück pro Stück etwa: 930 kJ/220 kcal
3 g Eiweiß · 9 g Fett · 34 g Kohlenhydrate · 8 g Ballaststoffe

Vorbereitungszeit: etwa 45 Minuten
Ruhezeit: etwa 1 Stunde
Backzeit: etwa 40 Minuten

• Die Tarteform mit etwas Butter einfetten.
• Die Butter in kleine Würfel schneiden und in eine Rührschüssel geben. Das Weizenvollkornmehl, das Granulat, das Salz und das Backpulver hinzugeben. Die Zutaten so lange mit der Hand vermengen, bis feine Brösel entstehen. Das Wasser dazugeben und alles zu einem geschmeidigen Teig verkneten.
• Die Tarteform mit dem Teig auskleiden und für etwa 1 Stunde in den Kühlschrank stellen.
• In der Zwischenzeit die Quitten mit einem trockenen Tuch abreiben, waschen, vierteln und schälen. Das Kerngehäuse entfernen und die Früchte in etwa 1 cm dicke Spalten schneiden.
• Für den Belag das Wasser in einem Topf aufkochen lassen, Schalen und Kerngehäuse dazugeben und etwa 15 Minuten mitkochen lassen. Danach auf ein Sieb schütten und die Flüssigkeit auffangen.
• Den Backofen auf 200° vorheizen.
• Die Flüssigkeit mit dem Granulat wieder zum Kochen bringen und die Quittenspalten 3–4 Minuten darin pochieren.
• Die Quitten mit einer Schaumkelle herausnehmen und auf einem Sieb abtropfen lassen.
• Die Quittenspalten schuppenförmig von außen nach innen auf dem Mürbeteigboden verteilen.

- Die Tarte im Backofen (Mitte) in etwa 40 Minuten goldbraun backen.
- Den fertigen Kuchen aus dem Backofen nehmen und noch etwa 15 Minuten in der Form abkühlen lassen. Die Quittentarte danach auf einem Kuchengitter vollständig auskühlen lassen.
- Für den Guß ¼ l von der Quittenflüssigkeit abmessen, mit dem Agar-Agar verrühren und 1–2 Minuten aufkochen lassen. Den Topf vom Herd nehmen und den Guß lauwarm abkühlen lassen.
- Den Guß auf dem Kuchen verteilen und fest werden lassen.
- Die Quittentarte möglichst frisch mit etwas steifgeschlagener Sahne servieren.

Raffiniert

## Birnenkuchen mit gerösteten Haferflocken

Durch die gerösteten Vollkornhaferflocken wird der Teig schön locker und der Birnenkuchen bekommt einen feinen, leicht nußigen Geschmack.

*Zutaten für eine Springform von 26 cm ∅:*
*100 g feine Vollkornhaferflocken · 150 g weiche Butter · 80 g Zuckerrohrgranulat · 3 Eigelbe · 1 Teel. gemahlene Vanille · 1 Eßl. Birnengeist oder Zitronensaft · abgeriebene Schale von 1 unbehandelten Zitrone · 2 Teel. Weinsteinbackpulver · 100 g Weizen, fein gemahlen · 3 Eiweiße · 1 Prise Meersalz*
*Für den Belag: etwa 750 g Birnen (zum Beispiel Clapps Liebling) · Saft von 1 Zitrone · 3–4 Eßl. Birnendicksaft*
*Für die Form: etwas Butter*

Bei 12 Stück pro Stück etwa: 950 kJ/230 kcal
3 g Eiweiß · 11 g Fett · 27 g Kohlenhydrate · 3 g Ballaststoffe

Vorbereitungszeit: etwa 45 Minuten
Backzeit: etwa 45 Minuten
Fertigstellung: etwa 5 Minuten

- Die Haferflocken in einer Pfanne ohne Fett unter Rühren so lange rösten, bis sie aromatisch zu duften beginnen. Danach auf einen Teller geben und auskühlen lassen.
- Für den Belag die Birnen schälen, halbieren und das Kerngehäuse entfernen. Mit dem Zitronensaft beträufeln und abgedeckt beiseite stellen.
- Die Springform mit etwas Butter einfetten. Den Backofen auf 180° vorheizen.
- Die Butter, das Granulat, die Eigelbe, die Vanille, den Birnengeist oder den Zitronensaft und die Zitronenschale so lange schaumig rühren, bis eine helle Creme entsteht.
- Das Backpulver mit dem Weizenvollkornmehl und den Haferflocken vermischen und unter die Schaummasse rühren.
- Die Eiweiße mit dem Salz sehr steif schlagen und mit einem Rührlöffel unter den Teig heben.
- Den Teig in die Form einfüllen und glattstreichen.
- Die Birnen mit der Wölbung nach oben kreisförmig auf den Teig setzen.
- Den Kuchen im Backofen (Mitte) in etwa 45 Minuten mittelbraun backen.
- Mit einem Holzstäbchen die Garprobe machen.
- Den fertigen Kuchen aus dem Ofen nehmen und die Birnenhälften mit dem Dicksaft bestreichen.
- Nach etwa 5 Minuten die Springform öffnen und den Kuchen auf einem Kuchengitter auskühlen lassen.

Raffiniert · Ganz einfach

## Traubenkuchen »Schwäbische Art«

*Zutaten für eine Springform von 26 cm ∅:*
*100 g weiche Butter · 85 g Honig · 4 Eigelbe · 1 Teel. Zimtpulver · ¼ Teel. gemahlene Nelken · ¼ Teel. gemahlener Kardamon · 1 Prise Meersalz · abgeriebene Schale und Saft von 1 unbehandelten Zitrone · 100 g Mandeln, frisch gemahlen · 85 g feine Vollkornsemmelbrösel · 2 Teel. Weinsteinbackpulver · 4 Eiweiße*
*Für den Belag: 75 g geschälte, gehackte Mandeln · 750–800 g kernlose grüne Weintrauben · 3 Eßl. Birnendicksaft*
*Für die Form: etwas Butter*
Bei 12 Stück pro Stück etwa: 1100 kJ/260 kcal
5 g Eiweiß · 16 g Fett · 28 g Kohlenhydrate · 4 g Ballaststoffe

Vorbereitungszeit: etwa 25 Minuten
Quellzeit: etwa 10 Minuten
Backzeit: etwa 50 Minuten
Fertigstellung: etwa 5 Minuten

- Für den Belag die gehackten Mandeln in eine Pfanne ohne Fett geben und unter ständigem Rühren so lange rösten, bis sie etwas Farbe angenommen haben. Die Mandeln auf einen Teller legen und abkühlen lassen.
- Die Trauben sorgfältig waschen und von den Stielen zupfen.
- Den Backofen auf 180° vorheizen. Die Springform mit etwas Butter einfetten.
- Für den Teig die Butter mit dem Honig, den Eigelben, den Gewürzen, dem Salz und der Zitronenschale cremig rühren. Den Zitronensaft, die Mandeln, die Vollkornsemmelbrösel und das Backpulver hinzugeben und unterrühren.
- Den Teig etwa 10 Minuten quellen lassen.
- Die Eiweiße steif schlagen und unter den Teig heben.
- Den Teig in die Form einfüllen und glattstreichen.
- Die Trauben auf dem Teig gleichmäßig verteilen und leicht eindrücken. Die gehackten Mandeln darüber streuen.
- Den Kuchen im Backofen (Mitte) etwa 50 Minuten backen, bis die Oberfläche leicht gebräunt ist.
- Mit einem Holzstäbchen die Garprobe machen.
- Den fertigen Kuchen aus dem Ofen nehmen und die Oberfläche mit dem Birnendicksaft beträufeln.
- Nach etwa 10 Minuten den Springformrand öffnen und den Kuchen zum Erkalten auf ein Kuchengitter geben.

**Tip:** Kleine kernlose Trauben eignen sich für diesen Kuchen am besten. Wenn Sie diese Sorte nicht bekommen, sollten Sie sich die Mühe machen und die Trauben halbieren und entkernen.

Raffiniert · Ganz einfach

## Brombeerkuchen

*Zutaten für eine Springform von 26 cm ∅:*
*Für den Mürbeteig: 100 g kalte Butter · 1 Prise Meersalz · 50 g Zuckerrohrgranulat · 1 Messerspitze Zimtpulver · 150 g Weizen, fein gemahlen · 1 Eßl. kaltes Wasser*
*Für den Biskuit: 2 Eiweiße · 1 Prise Meersalz · 2 Eßl. kaltes Wasser · 40 g Zuckerrohrgranulat · 2 Eigelbe · ¼ Teel. Weinsteinbackpulver · 70 g Weizen, fein gemahlen*
*Für den Belag: 3 Eßl. roter Fruchtaufstrich ohne Zuckerzusatz · 2–3 Eßl. Brombeerlikör nach*

# Sommerliche Obstkuchen

*Belieben · 500 g frische Brombeeren (ersatzweise tiefgefrorene) · ¼ l roter ungesüßter Fruchtsaft · 1 Teel. Agar-Agar · 2 Teel. Honig*
*Zum Verzieren: 350 g Sahne · 2 Teel. Honig · ½ Teel. gemahlene Vanille · 1 Meßlöffel Biobin (1 g) · 100 g Brombeeren*
*Für die Form: etwas Butter und Pergamentpapier*
Bei 12 Stück pro Stück etwa: 1300 kJ/310 kcal
4 g Eiweiß · 17 g Fett · 34 g Kohlenhydrate · 2 g Ballaststoffe

Vorbereitungszeit: etwa 30 Minuten
Ruhezeit: etwa 30 Minuten
Backzeit: insgesamt etwa 35 Minuten
Fertigstellung: etwa 30 Minuten

- Den Boden einer Springform leicht einfetten.
- Für den Mürbeteig die Butter in kleine Würfel schneiden. Die Butter, das Salz, das Granulat, den Zimt und das Weizenvollkornmehl in eine Schüssel geben und so lange mit der Hand vermengen, bis feine Brösel entstehen. Das Wasser hinzufügen und alles zu einem geschmeidigen Teig verkneten.
- Den Boden der Springform mit dem Teig auslegen, mehrmals mit einer Gabel einstechen und die Form für etwa 30 Minuten in den Kühlschrank stellen.
- Inzwischen den Backofen auf 200° vorheizen.
- Den Mürbeteig im Backofen (Mitte) in etwa 20 Minuten hellbraun backen.
- Den fertigen Boden nach etwa 10 Minuten aus der Form lösen und auf einem Kuchengitter auskühlen lassen.
- Die Springform jetzt mit dem gefetteten Pergamentpapier auslegen. Den Backofen auf 180° zurückschalten.
- Für den Biskuit die Eiweiße mit dem Salz und dem Wasser sehr steif schlagen. Das Granulat hinzufügen und so lange rühren, bis eine helle dicke Creme entsteht. Die Eigelbe unterrühren.
- Das Backpulver mit dem Weizenvollkornmehl vermischen und mit einem Schneebesen vorsichtig unter die Creme heben.
- Den Teig in die Form einfüllen und glattstreichen.
- Den Biskuit im Backofen (Mitte) in etwa 15 Minuten goldbraun backen.
- Mit einem Holzstäbchen die Garprobe machen.
- Den fertigen Biskuitboden aus dem Ofen nehmen und auf einem Kuchengitter auskühlen lassen.
- Den Fruchtaufstrich in einem kleinen Topf unter Rühren erwärmen.
- Den Mürbeteigboden auf eine Tortenplatte legen, mit dem Fruchtmus bestreichen und den Biskuitboden darauflegen. Nach Belieben den Biskuit mit dem Brombeerlikör beträufeln.
- Den Kuchen mit einem Tortenring umstellen.
- Die Brombeeren vorsichtig mit Wasser abbrausen und abtropfen lassen. Die Beeren dicht an dicht auf den Biskuitboden legen.
- Für den Guß den Fruchtsaft, das Agar-Agar und den Honig in einen Topf geben und unter Rühren 1–2 Minuten kochen lassen.
- Den Topf vom Herd nehmen und den Guß unter gelegentlichem Rühren lauwarm abkühlen lassen. Kurz vor dem Gelieren den Guß über die Beeren gießen.
- Die Sahne mit dem Honig, der Vanille und dem Biobin steifschlagen.
- Die Torte mit etwa ⅔ der Sahne rundherum bestreichen. Die restliche Sahne in Tupfen auf den Kuchen spritzen und die Torte zuletzt mit den Brombeeren belegen.

# Feine Torten

Es gibt viele festliche Anlässe, bei denen Sie Ihre Gäste mit einer selbstgebackenen Torte überraschen können. Auch so zarte Gebilde wie Biskuitteige gelingen mit fein gemahlenem Vollkornmehl sehr gut. Tips zum Verzieren finden Sie jeweils bei den Rezepten und zusätzlich auf Seite 9.

Raffiniert · Schnell

## Himbeertorte

Ein feiner Mandelbiskuit kombiniert mit einem Püree aus frischen Himbeeren, ganzen Beeren und Sahne.

*Zutaten für eine Springform von 26 cm ∅:*
*3 Eiweiße · 1 Prise Meersalz · 3 Eßl. kaltes Wasser · 1 Eßl. Himbeergeist oder Rosenwasser · 80 g Honig · 3 Eigelbe · 1 Teel. Weinsteinbackpulver · ½ Teel. Zimtpulver · 150 g Mandeln, frisch gemahlen*
*Für den Belag: 500 g Himbeeren · 2 Eßl. Honig · 1 Teel. gemahlene Vanille · 2 Teel. Agar-Agar · 50 ccm Wasser · 250 g Sahne*
*Für die Form: etwas Butter und Pergamentpapier*
Bei 12 Stück pro Stück etwa: 790 kJ/190 kcal
4 g Eiweiß · 14 g Fett · 11 g Kohlenhydrate · 3 g Ballaststoffe

Vorbereitungszeit: etwa 20 Minuten
Backzeit: etwa 20 Minuten
Fertigstellung: etwa 35 Minuten
Kühlzeit: etwa 1 Stunde

- Die Springform mit dem gefetteten Pergamentpapier auslegen. Den Backofen auf 180° vorheizen.
- Für den Biskuit die Eiweiße, das Salz, das Wasser und den Himbeergeist oder das Rosenwasser in eine Rührschüssel geben und sehr steif schlagen. Den Honig dazugeben und so lange weiterrühren, bis eine dicke Creme entsteht. Die Eigelbe nacheinander hinzufügen und gut unterrühren.
- Das Backpulver mit dem Zimt und den Mandeln vermischen und mit einem Rührbesen vorsichtig unter die Creme heben.
- Den Teig in die Form einfüllen und glattstreichen.
- Den Biskuit im Backofen (Mitte) etwa 20 Minuten backen.
- Mit einem Holzstäbchen die Garprobe machen.
- Den fertigen Kuchen aus dem Ofen nehmen und noch etwa 10 Minuten in der Form stehenlassen.
- Den Springformrand öffnen. Den Biskuitboden auf ein Kuchengitter stürzen, das Papier abziehen und den Kuchen vollständig auskühlen lassen.
- Für den Belag die Himbeeren verlesen.
- Die Hälfte der Himbeeren mit einem Mixer pürieren. Den Honig und die Vanille unter das Püree rühren.
- Das Agar-Agar mit dem Wasser gut verrühren und 1–2 Minuten aufkochen lassen. Den Topf vom Herd nehmen und das Himbeerpüree löffelweise unter die Gelierflüssigkeit rühren.
- Von dem Püree etwa 3 Eßlöffel zum Verzieren abnehmen und in einem kleinen Topf beiseite stellen.
- Den Mandelbiskuit auf eine Tortenplatte legen und die Oberfläche gleichmäßig mit dem Püree bestreichen.
- Die restlichen Himbeeren aufrecht auf die Torte setzen, dabei die Beeren leicht in das Püree eindrücken.
- Die Sahne steif schlagen. Die Oberfläche und den Rand der Torte mit der Sahne bestreichen.

• Das Püree unter Rühren erhitzen, bis es wieder flüssig wird. Den Topf vom Herd nehmen und den Guß 1–2 Minuten abkühlen lassen.
• Den Guß mit einem Löffel dekorativ auf der Torte verteilen.
• Die Torte vor dem Servieren noch etwa 1 Stunde in den Kühlschrank stellen.

Raffiniert

## Leichte Quark-Joghurt Torte

Bild Umschlag-Vorderseite

Kiwis und Nektarinen bilden auf der Oberfläche einen farblichen Kontrast zur hellen Creme.

*Zutaten für eine Springform von 26 cm ∅:*
*2 Eiweiße · 1 Prise Meersalz · 2 Eßl. kaltes Wasser · abgeriebene Schale von ½ unbehandelten Zitrone · 50 g Honig · 2 Eigelbe · 75 g Weizen, fein gemahlen*
*Für die Creme: 2 Eigelbe · 120 g Honig · 500 g Speisequark (20%) · 150 g Joghurt · 2 Eiweiße · 200 g Sahne · 5 Teel. Agar-Agar · ⅛ l Flüssigkeit (Saft von ½ Zitrone und Wasser)*
*Zum Verzieren und Überziehen: 3 vollreife Nektarinen (oder beliebig andere Früchte) · 3 Kiwis · ⅛ l heller klarer Fruchtsaft oder Wasser mit Zitronensaft · 1 Teel. Honig · ½ Teel. Agar-Agar*
*Für die Form: etwas Butter und Pergamentpapier*
Bei 12 Stück pro Stück etwa: 800 kJ/190 kcal
4 g Eiweiß · 6 g Fett · 22 g Kohlenhydrate · 1 g Ballaststoffe

Vorbereitungszeit: etwa 45 Minuten
Backzeit: etwa 20 Minuten
Fertigstellung: etwa 1 Stunde
Kühlzeit: etwa 2½ Stunden

• Die Springform mit dem gefetteten Pergamentpapier auskleiden. Den Backofen auf 180° vorheizen.
• Für den Biskuitteig die Eiweiße, das Salz und das Wasser in eine Rührschüssel geben und sehr steif schlagen. Die Zitronenschale und den Honig dazugeben und so lange weiterrühren, bis eine dicke Creme entsteht. Die Eigelbe nacheinander hinzufügen und gut unterrühren.
• Das Weizenvollkornmehl mit einem Rührlöffel vorsichtig unter die Creme heben.
• Den Teig in die Form einfüllen und glattstreichen.
• Den Biskuitboden im Backofen (Mitte) in etwa 20 Minuten hellbraun backen.
• Mit einem Holzstäbchen die Garprobe durchführen.
• Den fertigen Kuchen aus dem Ofen nehmen und etwa 10 Minuten in der Form stehenlassen.
• Den Springformrand öffnen. Den Biskuitboden auf ein Kuchengitter stürzen, das Papier abziehen und den Boden vollständig abkühlen lassen.
• Für die Quark-Joghurt-Creme die Eigelbe und den Honig in eine Rührschüssel geben und mit dem Handrührgerät in etwa 10 Minuten zu einer hellen Creme aufschlagen. Den Speisequark und den Joghurt hinzufügen und gut unterrühren.
• Die Eiweiße und die Sahne getrennt steif schlagen.
• Das Agar-Agar mit der Flüssigkeit in einen Topf geben und unter ständigem Rühren 1–2 Minuten aufkochen lassen.
• Das etwas abgekühlte Agar-Agar kräftig unter die Quarkmasse rühren. Zuerst die Sahne, danach den Eischnee unterheben.
• Den Biskuitboden auf eine Tortenplatte legen und mit einem Tortenring umstellen.
• Die Creme auf den Biskuitboden füllen und

glattstreichen. Die Torte dann abdecken und in etwa 2 Stunden im Kühlschrank fest werden lassen.

- Zum Verzieren die Nektarinen häuten. Dafür Wasser zum Kochen bringen und die Nektarinen etwa 2 Minuten darin blanchieren. Die Früchte herausnehmen, auf ein Sieb geben und mit kaltem Wasser abschrecken. Die Häute abziehen, die Früchte halbieren, entsteinen und in etwa 1 cm dicke Spalten schneiden.
- Die Kiwis schälen und in dünne Scheiben schneiden.
- Das Obst dekorativ auf der Tortenoberfläche verteilen.
- Für den Guß die Flüssigkeit mit dem Honig und dem Agar-Agar verrühren und 1–2 Minuten kochen lassen. Den Topf vom Herd nehmen und den Guß lauwarm abkühlen lassen. Den Guß über die Früchte gießen und die Torte nochmals für etwa 30 Minuten in den Kühlschrank stellen.
- Vor dem Servieren den Kuchenrand mit einem scharfen Messer vom Tortenring lösen und den Tortenring abnehmen.

Raffiniert · Nicht ganz einfach

## Johannisbeer-Schichttorte

Feine Böden aus Rührteig werden aufeinander geschichtet und mit frischen Johannisbeeren und Sahne gefüllt.

*Zutaten für eine Springform von 26 cm ∅:*
*200 g weiche Butter · 125 g Zuckerrohrgranulat · ½ Teel. gemahlene Vanille · 1 Prise Meersalz · 2 Eier · 1 Eigelb · 3 Teel. Weinsteinbackpulver · 250 g Weizen, fein gemahlen · 1 Eiweiß · 3–4 Eßl. Mandelblättchen*
*Für die Füllung: 500 g frische Johannisbeeren · 500 g Sahne · 2 Teel. Biobin · ½ Teel. gemahlene Vanille · 1–2 Teel. Honig · nach Belieben 1 Eßl. Cassis (Johannisbeerlikör)*
*Für die Form: etwas Butter und Pergamentpapier*
Bei 12 Stück pro Stück etwa: 1700 kJ/400 kcal
5 g Eiweiß · 30 g Fett · 31 g Kohlenhydrate · 2 g Ballaststoffe

Vorbereitungszeit: etwa 40 Minuten
Backzeit: etwa 50 Minuten
Fertigstellung: etwa 40 Minuten
Kühlzeit: etwa 1 Stunde

- Den Boden einer Springform (ohne Rand) mit etwas Butter einfetten und mit dem Pergamentpapier belegen. Die Oberfläche des Papiers ebenfalls leicht einfetten. Den Backofen auf 200° vorheizen.
- Für den Teig die Butter, das Granulat, die Vanille, das Salz, die Eier und das Eigelb in eine Rührschüssel geben. Die Schüssel in ein heißes Wasserbad stellen und die Zutaten etwa 10 Minuten lang mit dem Handrührgerät auf höchster Schaltstufe sehr cremig rühren.
- Die Schüssel aus dem Wasserbad nehmen und die Creme weitere 5 Minuten rühren.
- Das Backpulver mit dem Weizenvollkornmehl vermischen und mit einem Rührlöffel unter die Schaummasse mengen.
- Das Eiweiß sehr steif schlagen.
- Etwa 2 gehäufte Eßlöffel Teig auf den Springformboden geben und mit einem Teigschaber gleichmäßig verstreichen. Dabei darauf achten, daß die Ränder nicht zu dünn werden. Die Oberfläche mit etwas Eiweißschnee bestreichen und mit Mandelblättchen bestreuen.
- Den Teigboden im Backofen (Mitte) in etwa 12 Minuten hellbraun backen.
- Nach dem Backen den Boden auf ein Kuchengitter stürzen, das Papier abziehen und den Boden auskühlen lassen.

- Ebenso drei weitere Böden backen.
- Für die Füllung die Johannisbeeren waschen und abtropfen lassen. Die Beeren von den Rispen abstreifen.
- Die Sahne mit dem Biobin und der Vanille steif schlagen, danach mit dem Honig und eventuell mit dem Cassis abschmecken. Die Johannisbeeren vorsichtig unter die Sahne mengen.
- Die Torte aufschichten. Dafür den ersten Boden auf eine Tortenplatte legen und mit einem Drittel der Füllung gleichmäßig bestreichen. Den zweiten Tortenboden darauf setzen und mit einem weiteren Drittel der Beerensahne bestreichen. Den dritten Boden auflegen und den Rest der Füllung darauf verteilen. Den vierten Tortenboden als Abschluß darauf setzen.
- Die Torte vor dem Servieren etwa 1 Stunde in den Kühlschrank stellen.

Raffiniert · Schnell

## Aprikosen-Himbeer-Torte mit Sahne

*Zutaten für eine Springform von 26 cm ∅:*
*4 Eiweiße · 4 Eßl. kaltes Wasser · 1 Prise Meersalz · 80 g Honig · abgeriebene Schale von ½ unbehandelten Orange · 4 Eigelbe · ½ Teel. Weinsteinbackpulver · 140 g Dinkel, fein gemahlen*
*Für die Füllung: etwa 200 g Himbeeren · etwa 600 g Aprikosen · Saft von ½ Zitrone · 300 g Sahne · 3 Teel. Honig · 1 Prise Zimtpulver*
*Für den Guß: 1 gehäufter Teel. Agar-Agar (3 g) · ¼ l heller Obstsaft oder Wasser mit Zitronensaft · 1 Teel. Honig*
*Zum Verzieren: 100 g Sahne*
*Für die Form: Pergamentpapier und etwas Butter*

Bei 12 Stück pro Stück etwa: 920 kJ/220 kcal
4 g Eiweiß · 12 g Fett · 25 g Kohlenhydrate · 3 g Ballaststoffe

Vorbereitungszeit: etwa 30 Minuten
Backzeit: etwa 30 Minuten
Fertigstellung: etwa 1 Stunde
Kühlzeit: etwa 30 Minuten

- Die Springform mit dem gefetteten Pergamentpapier auskleiden. Den Backofen auf 180° vorheizen.
- Die Eiweiße mit dem Wasser und dem Salz sehr steif schlagen. Den Honig und die Orangenschale hinzufügen und so lange weiterrühren, bis eine dicke Creme entsteht. Die Eigelbe nacheinander dazugeben und unterrühren.
- Das Backpulver mit dem Dinkelvollkornmehl vermischen und mit einem Rührlöffel vorsichtig unter die Eimasse heben.
- Den Teig in die Form einfüllen und glattstreichen.
- Die Torte im Backofen (Mitte) in etwa 30 Minuten hellbraun backen.
- Mit einem Holzstäbchen die Garprobe machen.
- Den fertigen Kuchen aus dem Ofen nehmen und noch etwa 10 Minuten in der Form stehen lassen.
- Die Springform öffnen, den Kuchen auf ein Kuchengitter stürzen und das Papier abziehen. Den Biskuit vollständig auskühlen lassen.
- Die Himbeeren sorgfältig verlesen.
- Die Aprikosen blanchieren. Dafür etwas Wasser in einem Topf zum Kochen bringen und die Früchte portionsweise hineingeben. Nach 2–3 Minuten herausnehmen und mit kaltem Wasser abschrecken. Die Aprikosen mit einem Messer kreuzweise einschneiden und die Haut abziehen.
- Die Aprikosen halbieren und den Stein herauslösen. Die Früchte mit dem Zitronensaft be-

träufeln. Die Hälfte der Aprikosen in kleine Würfel schneiden.

- Den Biskuitboden einmal waagerecht durchschneiden. Den unteren Boden auf eine Tortenplatte legen.
- Für die Füllung die Sahne steif schlagen. Den Honig, den Zimt und die Aprikosenwürfel unter die Sahne mischen.
- Die Aprikosensahne mit einer Palette gleichmäßig auf dem unteren Boden verstreichen. Den zweiten Boden darauf setzen und leicht andrücken. Die Biskuittorte mit einem Tortenring umstellen (siehe Zeichnung).
- Die Oberfläche der Torte mit den restlichen Aprikosenhälften belegen und die Zwischenräume mit den Himbeeren ausfüllen.
- Für den Guß das Agar-Agar mit der Flüssigkeit und dem Honig anrühren und 1-2 Minuten kochen lassen. Den Topf vom Herd nehmen und den Guß lauwarm abkühlen lassen.
- Den Guß über die Früchte gießen und die Torte für etwa 30 Minuten in den Kühlschrank stellen.
- In der Zwischenzeit die Sahne zum Verzieren steif schlagen.
- Den Tortenring lösen und den Rand der Torte mit der Sahne bestreichen.

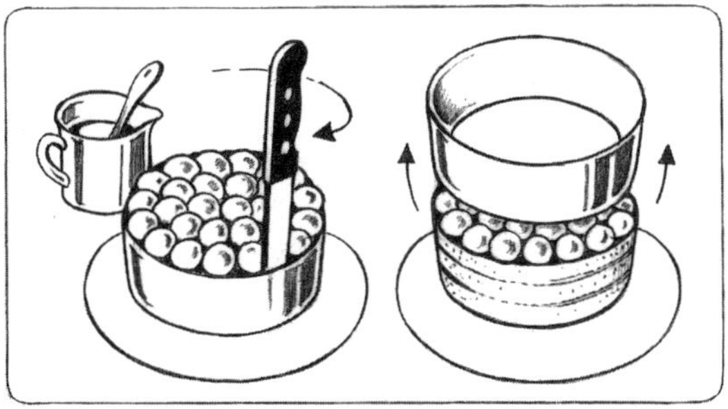

Ein Tortenring ist besonders praktisch bei der Herstellung von Torten. Nachdem der Guß fest geworden ist, den Ring mit einem Messer lösen und abnehmen.

Braucht etwas Zeit

## Sommertorte mit Beeren und Sahne

Bild Seite 69

*Zutaten für eine Springform von 26 cm Ø:*
*4 Eiweiße · 4 Eßl. kaltes Wasser · 1 Prise Meersalz · 80 g Honig · Schale von ½ unbehandelten Zitrone · 1 Prise Zimtpulver · 4 Eigelbe · ½ Teel. Weinsteinbackpulver · 50 g Mandeln, frisch gemahlen · 100 g Weizen, fein gemahlen*
*Für die Füllung: insgesamt 500 g gemischte Beerenfrüchte (zum Beispiel Himbeeren, Heidelbeeren, Erdbeeren, Johannisbeeren, Brombeeren) · 1-2 Eßl. Honig · 2 Teel. Agar-Agar · 50 ccm Wasser · 400 g Sahne · nach Belieben 1-2 Teel. Honig*
*Zum Verzieren: 2 Eßl. gehackte Mandeln · 200 g Sahne*
*Für die Form: etwas Butter und Pergamentpapier*
Bei 12 Stück pro Stück etwa: 1200 kJ/290 kcal
5 g Eiweiß · 21 g Fett · 20 g Kohlenhydrate · 3 g Ballaststoffe

Vorbereitungszeit: etwa 35 Minuten
Backzeit: etwa 20 Minuten
Fertigstellung: etwa 1 Stunde
Kühlzeit: etwa 1½ Stunden

- Die Springform mit dem gefetteten Pergamentpapier auskleiden. Den Backofen auf 180° vorheizen.
- Die Eiweiße mit dem Wasser und dem Salz in einer Rührschüssel sehr steif schlagen. Den Honig, die Zitronenschale und den Zimt dazugeben und so lange weiterrühren, bis eine dicke Creme entsteht. Die Eigelbe hinzufügen und unterrühren.

- Das Backpulver mit den Mandeln und dem Weizenvollkornmehl vermischen und mit einem Rührlöffel vorsichtig unter die Creme ziehen.
- Den Teig in die Form einfüllen und glattstreichen.
- Den Biskuit im Backofen (Mitte) bei 180° in etwa 20 Minuten goldbraun backen.
- Mit einem Holzstäbchen die Garprobe durchführen.
- Den fertigen Kuchen aus dem Ofen nehmen und noch etwa 10 Minuten in der Form stehenlassen. Danach den Springformrand öffnen. Den Biskuit auf ein Kuchengitter stürzen, das Papier abziehen und den Kuchen vollständig auskühlen lassen.
- Nach dem Erkalten die Torte einmal waagerecht mit einem Sägemesser durchschneiden. Den unteren Tortenboden auf eine Tortenplatte legen. Den Springformrand mit Pergamentpapier auskleiden und den Biskuitboden damit umstellen.
- Für die Füllung die Beeren kurz mit kaltem Wasser abbrausen (Himbeeren nur verlesen) und abtropfen lassen. Eventuell Stiele und Blütenansätze entfernen. Einige besonders schöne Früchte zum Verzieren der Oberfläche beiseite legen.
- Für die erste Schicht 200 g von den Beerenfrüchten abwiegen und mit dem Honig im Mixer pürieren.
- Das Agar-Agar in dem Wasser auflösen, in einen Topf geben und 1–2 Minuten aufkochen lassen.
- Danach den Topf vom Herd nehmen. Das Frucht-Honigpüree löffelweise unter das Agar-Agar rühren.
- Die Hälfte der Sahne steif schlagen. Das Fruchtpüree mit einem Rührlöffel vorsichtig unter die Sahne heben. Die Fruchtcreme auf den unteren Tortenboden gleiten lassen und glattstreichen. Die Torte für etwa 30 Minuten in den Kühlschrank stellen.
- In der Zwischenzeit die gehackten Mandeln in eine Pfanne ohne Fett geben und so lange rösten, bis sie etwas Farbe angenommen haben. Die Mandeln auf einem Teller abkühlen lassen.
- Für die zweite Schicht die restliche Sahne steif schlagen und nach Belieben mit etwas Honig süßen.
- Die Sahne gleichmäßig auf die Fruchtcreme streichen. Die restlichen Beeren auf der Sahne verteilen und leicht andrücken. Den zweiten Tortenboden auflegen.
- Die Torte abgedeckt für etwa 1 Stunde in den Kühlschrank stellen.
- Vor dem Servieren die Sahne zum Verzieren steif schlagen und die Torte rundherum damit bestreichen. Die Oberfläche mit dem Rücken eines Eßlöffels etwas »aufrauhen«.
- Die Torte mit den Mandeln bestreuen und mit den zurückgelegten Beeren garnieren.

**Tip:** Beeren sind besonders empfindliche Früchte, die Sie möglichst schnell verbrauchen sollten. Zwar schmecken sie ganz frisch am besten, doch verlieren sie auch durch das Einfrieren kaum an Konsistenz und Aroma.

Ein fruchtiges kulinarisches Vergnügen ist die Sommertorte mit Beeren und Sahne, für die sich alle Sorten von Beerenfrüchten eignen. Rezept Seite 67. ▷

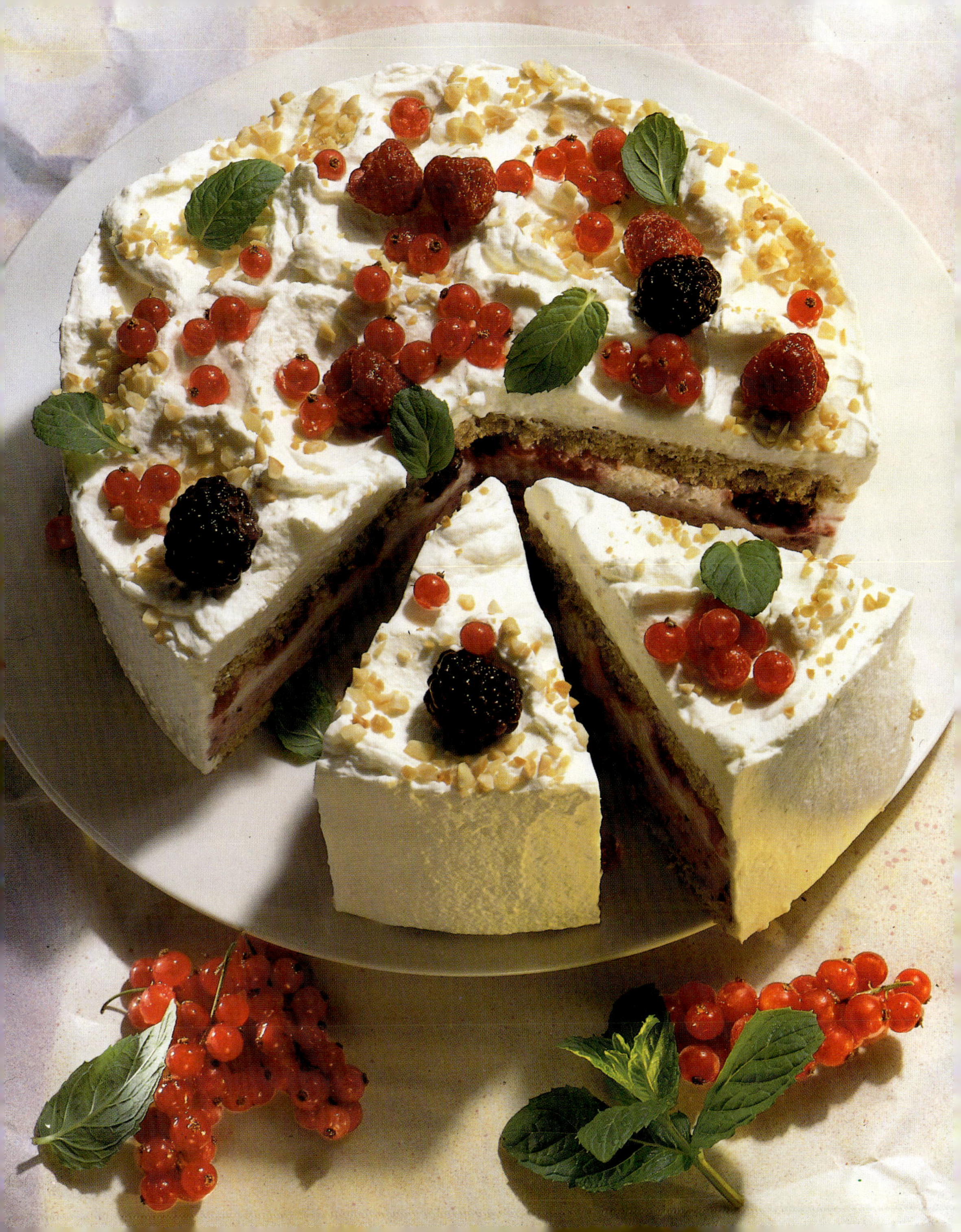

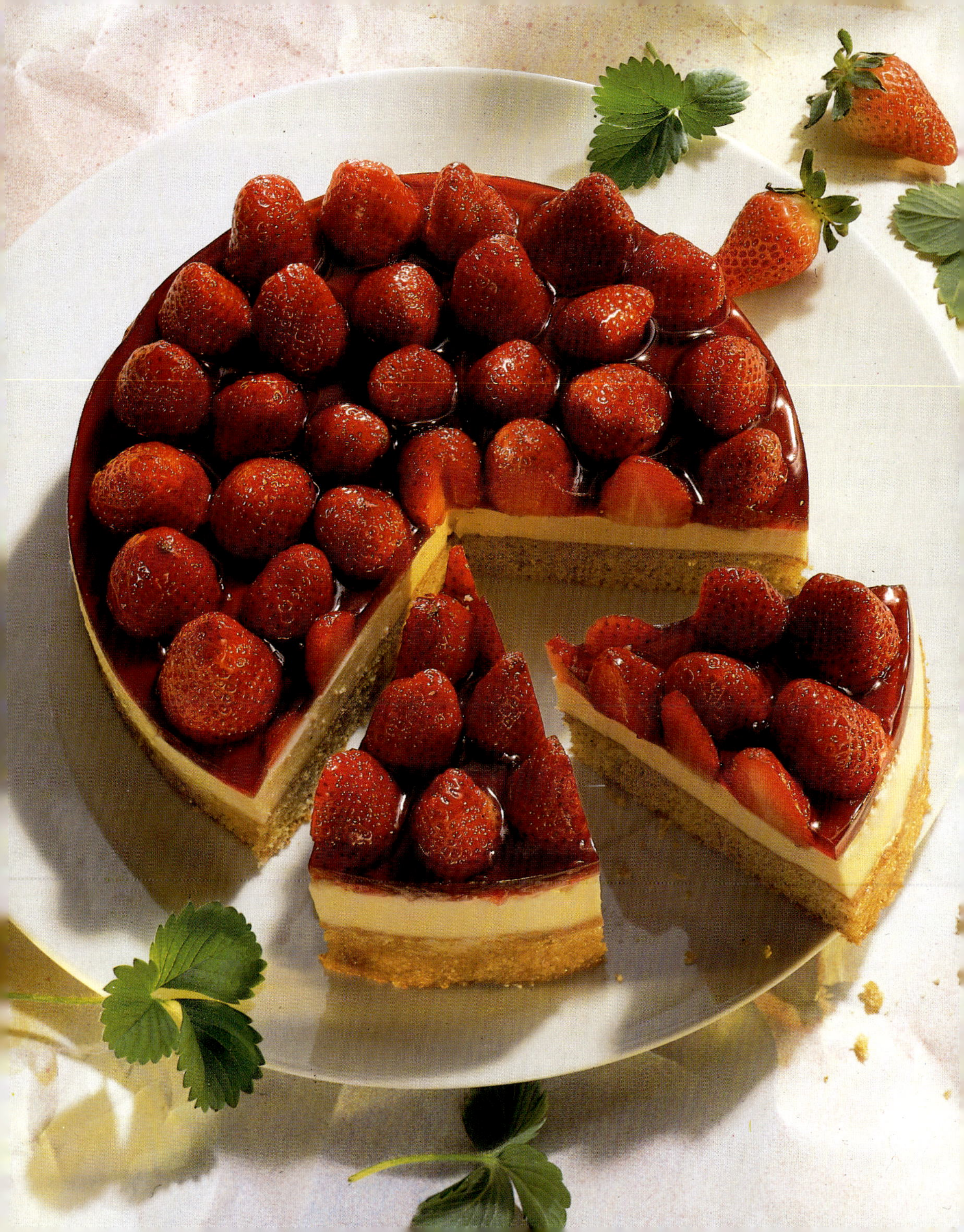

Raffiniert · Ganz einfach

## Erdbeertorte mit Mascarponecreme

Bild nebenstehend

*Zutaten für eine Springform von 26 cm Ø:*
*3 Eiweiße · 3 Eßl. kaltes Wasser · 1 Prise Meersalz · 75 g Honig · ½ Teel. gemahlene Vanille · 3 Eigelbe · ½ Teel. Weinsteinbackpulver · 100 g Dinkel, fein gemahlen*
*Für die Creme: 75 g Sahne · 70 g Honig · 1 Prise Meersalz · 2 Eigelbe · 2 Teel. Agar-Agar · 250 g Mascarpone (italienischer Frischkäse)*
*Für den Belag: etwa 500 g Erdbeeren (möglichst kleine Früchte)*
*Für den Guß: ¼ l roter ungesüßter Fruchtsaft · 1 Teel. Agar-Agar · 1 Teel. Honig*
*Für die Form: etwas Butter und Pergamentpapier*
Bei 12 Stück pro Stück etwa: 660 kJ/160 kcal
5 g Eiweiß · 6 g Fett · 22 g Kohlenhydrate · 2 g Ballaststoffe

Vorbereitungszeit: etwa 20 Minuten
Backzeit: etwa 20 Minuten
Fertigstellung: etwa 45 Minuten
Kühlzeit: etwa 30 Minuten

Ein Genuß für Gaumen und Augen ist die Erdbeertorte mit Mascarponecreme, die auch Ungeübten leicht gelingt. Rezept auf dieser Seite.

- Die Springform mit dem gefetteten Pergamentpapier auskleiden. Den Backofen auf 180° vorheizen.
- Für den Biskuit die Eiweiße, das Wasser und das Salz in eine Rührschüssel geben und sehr steif schlagen. Den Honig und die Vanille dazugeben und so lange weiterrühren, bis eine dicke Creme entsteht. Die Eigelbe nacheinander hinzufügen und gut unterrühren.
- Das Backpulver mit dem Dinkelvollkornmehl vermischen und vorsichtig mit einem Rührlöffel unter die Creme heben.
- Den Teig in die Form einfüllen und glattstreichen.
- Den Biskuit im Backofen (Mitte) in etwa 20 Minuten backen.
- Mit einem Holzstäbchen die Garprobe machen.
- Den fertigen Kuchen aus dem Ofen nehmen und noch etwa 10 Minuten in der Form stehenlassen. Dann den Springformrand öffnen. Den Biskuitboden auf ein Kuchengitter stürzen, das Papier abziehen und den Kuchen vollständig auskühlen lassen.
- Die Erdbeeren waschen, den Blütenansatz durch eine leichte Drehung entfernen und die Früchte vorsichtig trockentupfen.
- Für die Creme die Sahne, den Honig, das Salz, die Eigelbe und das Agar-Agar in einen Topf geben und unter kräftigem Rühren etwa 1 Minute kochen lassen.
- Den Topf vom Herd nehmen und die Creme in eine Rührschüssel umfüllen. Den Mascarpone nach und nach dazugeben und unterrühren.
- Den Biskuitboden auf eine Tortenplatte legen und einen Tortenring darumstellen.
- Die Mascarponecreme gleichmäßig auf dem Boden verstreichen.
- Die Früchte dicht an dicht auf die Creme setzen.
- Für den Guß den Fruchtsaft, das Agar-Agar und den Honig verrühren und 1–2 Minuten auf-

kochen lassen. Den Topf vom Herd nehmen und den Guß unter gelegentlichem Rühren lauwarm abkühlen lassen.
- Den Guß gleichmäßig über den Früchten verteilen und die Torte vor dem Servieren etwa 30 Minuten kühl stellen.

**Tip:** Anstatt mit Erdbeeren können Sie diese Torte auch mit anderen Früchten belegen. Eine Beerenmischung aus Himbeeren, Heidelbeeren und Johannisbeeren schmeckt besonders fein.

Raffiniert · Schnell

## Schmanttorte

*Zutaten für eine Springform von 26 cm ∅:*
*150 g kalte Butter · 200 g Weizen, fein gemahlen · 50 g Zuckerrohrgranulat · 1 Prise Meersalz · 1 Ei · ½ Teel. Weinsteinbackpulver*
*Für den Belag: 4 Eßl. Ahornsirup · 2 Eigelbe · 500 g Schmant (saure Sahne, 24%) · 5 Teel. Agar-Agar · ¼ l Milch · etwa 250 g beliebige Früchte je nach Jahreszeit (zum Beispiel Kiwis, Orangen, Mandarinen, Pfirsiche, Trauben)*
*Für den Guß: ⅛ l Wasser oder heller Fruchtsaft · 1 Teel. Honig · ½ Teel. Agar-Agar*
*Für die Form: etwas Butter*
*Zum Blindbacken: Pergamentpapier und etwa 150 g Hülsenfrüchte*
Bei 12 Stück pro Stück etwa: 1600 kJ/320 kcal
4 g Eiweiß · 30 g Fett · 22 g Kohlenhydrate · 1 g Ballaststoffe

Vorbereitungszeit: etwa 20 Minuten
Ruhezeit: etwa 1 Stunde
Backzeit: etwa 20 Minuten
Fertigstellung: etwa 30 Minuten
Kühlzeit: etwa 30 Minuten

- Die Springform mit etwas Butter einfetten.
- Die Butter in Würfel schneiden und mit dem Weizenvollkornmehl, dem Granulat, dem Salz, dem Ei und dem Backpulver zu einem geschmeidigen Mürbeteig verkneten.
- Die Springform mit dem Teig auskleiden, dabei einen etwa 3 cm hohen Rand formen. Den Teigboden mit einer Gabel mehrmals einstechen und für etwa 1 Stunde in den Kühlschrank stellen.
- Den Backofen auf 200° vorheizen.
- Den Teigboden mit dem Pergamentpapier und den Hülsenfrüchten belegen.
- Den Mürbeteigboden im Backofen (Mitte) in etwa 20 Minuten backen, bis der Rand leicht gebräunt ist.
- Den Kuchenboden nach dem Backen aus der Form lösen und das Papier mit den Hülsenfrüchten entfernen. Den Boden auf einem Kuchengitter auskühlen lassen.
- Für den Belag den Ahornsirup mit den Eigelben zu einer hellen Creme aufschlagen.
- Den Schmant cremig rühren.
- Das Agar-Agar mit der Milch verrühren und unter Rühren 1–2 Minuten kochen lassen.
- Den Topf vom Herd nehmen, die Milch ein wenig abkühlen lassen und nach und nach unter die Eicreme rühren. Zuletzt den Schmant dazugeben und gut unterrühren.
- Die Creme sofort auf den Mürbeteigboden gleiten lassen und darauf verstreichen.
- Für den Belag die Früchte waschen, eventuell schälen und in Stücke oder Scheiben schneiden. Die Früchte auf der Creme verteilen.
- Für den Guß das Wasser oder den Fruchtsaft mit dem Honig und dem Agar-Agar verrühren und in einem kleinen Topf 1–2 Minuten kochen lassen. Den Topf vom Herd nehmen und den Guß abkühlen lassen.
- Den Guß auf der Oberfläche verteilen und die Schmanttorte zum Festwerden etwa 30 Minuten in den Kühlschrank stellen.

Braucht etwas Zeit

## Flockentorte mit Ananas

*Zutaten für eine Springform von 26 cm ∅ :*
*Für den Mürbeteig: 60 g kalte Butter · 50 g Zuckerrohrgranulat · ¼ Teel. Weinsteinbackpulver · 1 Prise Meersalz · ¼ Teel. Zimtpulver · 60 g Weizen, fein gemahlen · 60 g Mandeln, frisch gemahlen · 1½ Eßl. kaltes Wasser*
*Für den Brandteig: 300 ccm Wasser · 1 Prise Meersalz · 60 g Butter · 150 g Dinkel, fein gemahlen · 4 Eier · 1 Teel. Weinsteinbackpulver*
*Für die Füllung: 1 mittelgroße Ananas · 1 Eigelb · 2 Eßl. Honig (40 g) · 2 Eßl. Rum oder Orangensaft · 400 g Sahne · 2 Eßl. honiggesüßter Aprikosenfruchtaufstrich*
*Zum Verzieren: ½ Eßl. gehackte Pistazienkerne*
*Für die Form: etwas Butter und etwas Mehl zum Ausstreuen*
Bei 12 Stück pro Stück etwa: 1500 kJ/360 kcal
7 g Eiweiß · 25 g Fett · 22 g Kohlenhydrate · 2 g Ballaststoffe

Vorbereitungszeit: etwa 1 Stunde
Kühlzeit: etwa 45 Minuten
Backzeit: etwa 1¼ Stunden
Fertigstellung: etwa 1¼ Stunden

- Die Springform mit etwas Butter einfetten.
- Die Butter kleinschneiden und in eine Rührschüssel geben. Das Granulat, das Backpulver, das Salz, den Zimt, das Weizenmehl und die Mandeln hinzufügen und alle Zutaten so lange mit der Hand vermengen, bis Brösel entstehen. Das Wasser dazugeben und alles zu einem geschmeidigen Teig verkneten.
- Den Boden der Springform mit dem Teig auskleiden und mit einer Gabel mehrere Male einstechen.
- Die Form mit dem Teigboden für etwa 45 Minuten in den Kühlschrank stellen.
- Für den Brandteig das Wasser, das Salz und die Butter in einen Topf geben und aufkochen lassen.
- Das Dinkelvollkornmehl auf einmal und unter ständigem Rühren in das Wasser schütten, damit sich keine Klümpchen bilden. Bei schwacher Hitze so lange weiterrühren, bis sich am Topfboden eine weiße Schicht bildet. Den so »abgebrannten« Teig vom Herd nehmen und etwas abkühlen lassen.
- Nach und nach die Eier zufügen und kräftig unterrühren. Immer erst dann das nächste Ei zufügen, wenn das vorige untergerührt ist. Den Teig vollständig abkühlen lassen.
- Inzwischen den Backofen auf 180° vorheizen.
- Das Backpulver unter den Teig mengen.
- Den Boden einer zweiten Springform mit etwas Butter einfetten und mit etwas Mehl bestreuen.
- Ein Drittel des Brandteiges darauf verstreichen.
- Den Boden im Backofen (Mitte) in etwa 20 Minuten hellbraun backen. Dabei in den ersten 10 Minuten den Backofen nicht öffnen, der Teig könnte sonst zusammenfallen.
- Den gebackenen Boden aus dem Ofen nehmen und sofort auf einem Kuchengitter auskühlen lassen.
- Ebenso zwei weitere Böden backen.
- Den Backofen auf 200° schalten.
- Die Form mit dem Mürbeteigboden im Backofen (Mitte) in etwa 15 Minuten goldbraun und knusprig backen.
- Den fertigen Boden aus dem Backofen nehmen und auf einem Kuchengitter auskühlen lassen.
- Für die Füllung die Ananas mit einem scharfen Messer sorgfältig schälen, vierteln und den Strunk in der Mitte herausschneiden. Das Fruchtfleisch in kleine Stücke schneiden.
- Das Eigelb mit dem Honig zu einer hellen

Creme aufschlagen. Den Rum oder den Orangensaft hinzufügen.

- Die Sahne steif schlagen und unter die Eicreme heben.
- Den Mürbeteigboden mit dem Fruchtaufstrich bestreichen und den ersten Brandteigboden darauf setzen.
- Etwa ein Drittel der Sahne auf dem Boden verstreichen und mit etwa der Hälfte der Ananasstückchen belegen.
- Den zweiten Boden darauf legen, ebenso füllen und mit dem letzten Boden abdecken.
- Die Oberfläche mit der restlichen Sahne bestreichen, mit dem Rücken eines Eßlöffels aufrauhen und mit den Pistazien bestreuen.
- Die Flockentorte möglichst frisch servieren.

Preiswert · Ganz einfach

## Rhabarber-Sahnetorte

*Zutaten für eine Springform von 26 cm ∅:*
*3 Eiweiße · 1 Prise Meersalz · 3 Eßl. kaltes Wasser · 80 g Honig · ¼ Teel. gemahlene Vanille · 3 Eigelbe · ½ Teel. Weinsteinbackpulver · 100 g Weizen, fein gemahlen*
*Für den Belag: etwa 700 g Rhabarber · 100 g Zuckerrohrgranulat · ¼ Teel. gemahlene Vanille · 2 Teel. Agar-Agar · 200 g Sahne*
*Zum Verzieren: 125 g Sahne · 2 Teel. Honig*
*Für die Form: etwas Butter und Pergamentpapier*
Bei 12 Stück pro Stück etwa: 760 kJ/180 kcal
3 g Eiweiß · 9 g Fett · 22 g Kohlenhydrate · 2 g Ballaststoffe

Vorbereitungszeit: etwa 20 Minuten
Backzeit: etwa 20 Minuten
Fertigstellung: etwa 40 Minuten
Kühlzeit: 2–3 Stunden

- Die Springform mit dem gefetteten Pergamentpapier auskleiden. Den Backofen auf 180° vorheizen.
- Für den Biskuit die Eiweiße, das Salz und das Wasser in einer Rührschüssel sehr steif schlagen. Den Honig und die Vanille hinzufügen und so lange weiterrühren, bis eine dicke helle Creme entsteht. Die Eigelbe nacheinander dazugeben und unterrühren.
- Das Backpulver mit dem Weizenvollkornmehl vermischen und mit einem Rührlöffel vorsichtig unter die Eimasse heben.
- Den Teig in die Form füllen und glatt streichen.
- Den Boden im Backofen (Mitte) in etwa 20 Minuten goldbraun backen.
- Mit einem Holzstäbchen die Garprobe machen.
- Den fertigen Kuchen aus dem Ofen nehmen und noch etwa 10 Minuten in der Form stehenlassen.
- Den Springformrand öffnen, den Biskuitboden auf ein Kuchengitter stürzen und das Papier abziehen. Den Kuchen dann vollständig auskühlen lassen.
- Für den Belag den Rhabarber waschen, schälen und in etwa 2 cm lange Stücke schneiden. Einige Rhabarberstücke zum Garnieren beiseite legen.
- Die Rhabarberstücke und das Granulat in eine Rührschüssel geben und so lange miteinander vermengen, bis sich das Granulat ganz aufgelöst hat.
- Den Rhabarber mit dem gezogenen Saft, der Vanille und dem Agar-Agar in einen Topf geben und bei schwacher Hitze etwa 5 Minuten weich dünsten.
- Den Topf vom Herd nehmen und den Rhabarber lauwarm abkühlen lassen, dabei ab und zu umrühren.
- Den Biskuitboden auf eine Tortenplatte legen und mit einem Tortenring umstellen.

• Die Sahne steif schlagen und unter die abgekühlte Rhabarbermasse ziehen. Die Rhabarbersahne auf dem Tortenboden verteilen und glattstreichen.
• Die Rhabarbertorte mit Pergamentpapier abdecken und für 2–3 Stunden in den Kühlschrank stellen.
• Vor dem Servieren die restliche Sahne steif schlagen und mit dem Honig abschmecken.

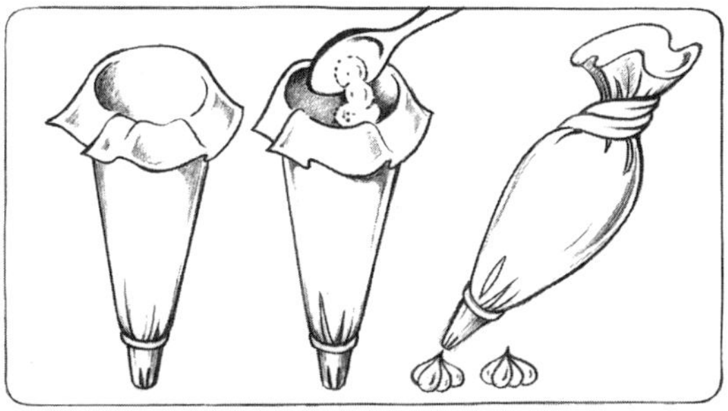

So gelingt das Verzieren von Torten ganz leicht: Den Spritzbeutel ein Stück nach außen schlagen, dann die Sahne oder Creme einfüllen. Den Umschlag hochklappen, drehen und die Masse zum Spritzen nach unten drücken.

• Die Sahne in Tupfen auf die Torte spritzen (siehe Zeichnung) und die Rhabarbertorte zusätzlich mit kleinen Rhabarberstückchen garnieren.

Schnell · Raffiniert

## Orangenmousse-Torte

Bild 2. Umschlagseite

*Zutaten für eine Springform von 26 cm ∅:*
*4 Eigelbe · 125 g Honig · 4 Eßl. Orangensaft · abgeriebene Schale von 1 unbehandelten Orange · 4 Eiweiße · 1 Prise Meersalz · 1 Teel. Weinsteinbackpulver · 140 g Weizen, fein gemahlen*
*Für die Füllung: 1 Eigelb · 75 g Honig · 200 g Mascarpone (italienischer Frischkäse) · 4 Eßl. Orangensaft · abgeriebene Schale von 1 unbehandelten Orange · 2 Meßlöffel Biobin (2 g) · 200 g Sahne*
*Für den Belag: 2 Orangen · ⅛ l Orangensaft · ½ Teel. Agar-Agar · 1 Teel. Honig*
*Für die Form: etwas Butter und Pergamentpapier*
Bei 12 Stück pro Stück etwa: 840 kJ/200 kcal
5 g Eiweiß · 8 g Fett · 28 g Kohlenhydrate · 1 g Ballaststoffe

Vorbereitungszeit: etwa 20 Minuten
Backzeit: etwa 20 Minuten
Kühlzeit: etwa 30 Minuten
Fertigstellung: etwa 30 Minuten

• Die Springform mit dem gefetteten Pergamentpapier auslegen. Den Backofen auf 180° vorheizen.
• Die Eigelbe, den Honig, den Orangensaft und die Orangenschale in eine Rührschüssel geben und im heißen Wasserbad zu einer hellen, dicken Creme aufschlagen.
• Die Eiweiße mit dem Salz sehr steif schlagen. Das Backpulver mit dem Mehl vermischen.
• Etwa ein Drittel des Eischnees unter die Creme ziehen. Den restlichen Eischnee zusammen mit dem Vollkornmehl vorsichtig unter den Teig heben.

- Den Teig in die Form einfüllen und glattstreichen.
- Den Kuchen im Backofen (Mitte) in etwa 20 Minuten mittelbraun backen.
- Mit einem Holzstäbchen die Garprobe machen.
- Den fertigen Kuchen aus dem Ofen nehmen, auf ein Kuchengitter setzen und auskühlen lassen.
- Für die Füllung das Eigelb mit dem Honig so lange rühren, bis eine dickliche Creme entsteht. Den Mascarpone, den Saft, die Orangenschale und das Biobin darunterrühren.
- Die Sahne steif schlagen und unter die Creme heben.
- Die Creme für etwa 30 Minuten kühl stellen. Für den Belag die Orangen schälen, dabei die weiße Fruchthaut sorgfältig entfernen. Die Orangen in feine Scheiben aufschneiden.
- Die Torte einmal waagerecht durchschneiden, mit etwa der Hälfte der Creme füllen und wieder zusammensetzen.
- Einen Tortenring um die Torte stellen und die Oberfläche gleichmäßig mit der Creme bestreichen. Dabei 4–5 Eßlöffel Creme für den Rand zurücklassen.
- Die Orangenscheiben dicht an dicht auf der Torte verteilen.
- Für den Guß den Orangensaft mit dem Agar-Agar und dem Honig in einem Topf verrühren und 1–2 Minuten kochen lassen. Den Topf vom Herd nehmen und den Guß lauwarm abkühlen lassen, danach über die Orangenscheiben gießen.
- Nachdem der Guß fest geworden ist, den Tortenring lösen und den Rand der Torte mit der restlichen Creme bestreichen.

Ganz einfach

## Buchweizentorte mit Preiselbeersahne

Der Buchweizen, früher in manchen Gegenden sogar ein Grundnahrungsmittel, schien eine Zeit lang in Vergessenheit geraten. Doch in der neuen gesunden Küche kommt er wieder zu neuen Ehren.

*Zutaten für eine Springform von 26 cm ∅:*
*5 Eiweiße · 3 Eßl. kaltes Wasser · 1 Eßl. Kirschwasser oder Rosenwasser · 1 Prise Meersalz · 125 g Honig · abgeriebene Schale von 1 unbehandelten Zitrone · 5 Eigelbe · 1 Teel. Weinsteinbackpulver · 75 g Buchweizen, fein gemahlen · 100 g Weizen, fein gemahlen*
*Für die Füllung: 400 g Sahne · 300 g Preiselbeerfruchtaufstrich ohne Zuckerzusatz*
*Zum Verzieren: 250 g Sahne*
*Für die Form: Pergamentpapier und etwas Butter*
Bei 16 Stück pro Stück etwa: 820 kJ/200 kcal
2 g Eiweiß · 13 g Fett · 17 g Kohlenhydrate · 1 g Ballaststoffe

Vorbereitungszeit: etwa 30 Minuten
Backzeit: etwa 35 Minuten
Fertigstellung: etwa 30 Minuten

- Die Springform mit dem gefetteten Pergamentpapier auskleiden. Den Backofen auf 180° vorheizen.
- Die Eiweiße mit dem Wasser, dem Kirschwasser oder dem Rosenwasser und dem Salz sehr steif schlagen. Den Honig und die Zitronenschale hinzufügen und so lange weiterrühren, bis eine dicke Creme entsteht. Die Eigelbe nacheinander dazugeben und unterrühren.
- Das Backpulver mit dem Buchweizen und

dem Weizenvollkornmehl vermischen und mit einem Rührlöffel vorsichtig unter die Eicreme heben.
- Den Teig in die Form einfüllen und glattstreichen.
- Die Torte im Backofen (Mitte) in etwa 35 Minuten mittelbraun backen.
- Mit einem Holzstäbchen die Garprobe machen.
- Den gebackenen Kuchen aus dem Ofen nehmen und noch etwa 10 Minuten in der Form stehenlassen.
- Die Springform öffnen, die Torte auf ein Kuchengitter stürzen und das Papier abziehen. Die Torte vollständig auskühlen lassen.
- Den Buchweizenbiskuit zweimal waagerecht durchschneiden. Den unteren Boden auf eine Tortenplatte legen.
- Für die Füllung die Sahne steif schlagen und den Preiselbeerfruchtaufstrich daruntermengen.
- Die Hälfte der Preiselbeersahne auf dem unteren Boden gleichmäßig verstreichen. Den zweiten Boden darauf setzen und leicht andrükken. Die restliche Preiselbeersahne darauf verstreichen und den letzten Boden auflegen.
- Die Sahne zum Verzieren steif schlagen. Die Torte ringsherum mit etwa zwei Dritteln der Sahne überziehen. Die restliche Sahne in Tupfern auf die Torte spritzen und mit etwas Preiselbeermus verzieren.

Läßt sich gut vorbereiten

## Torte mit Canachecreme und Kirschen

Die Canachecreme, eine französische Schokoladencreme, können Sie schon am Vortag zubereiten.

*Zutaten für eine Springform von 26 cm ∅ :*
*4 Eiweiße · 4 Eßl. kaltes Wasser · 1 Prise Meersalz · ½ Teel. gemahlene Vanille · 80 g Honig · 4 Eigelbe · ½ Teel. Weinsteinbackpulver · 150 g Dinkel, fein gemahlen*
*Für die Füllung: 100 g Zartbitterschokolade mit Sucanat · 400 g Sahne · etwa 700 g frische Sauerkirschen oder ein großes Glas Sauerkirschen ohne Zuckerzusatz (etwa 680 g Fruchteinwaage) · 2 Eßl. Kirschsaft · 1 Eßl. Kirschwasser, ersatzweise Kirschsaft · ¼ l Fruchtsaft · 2 Teel. Agar-Agar · 1 Teel. Honig*
*Zum Bestreuen: etwa 50 g Zartbitterschokolade mit Sucanat*
*Für die Form: etwas Butter und Pergamentpapier*
Bei 12 Stück pro Stück etwa: 1100 kJ/260 kcal
4 g Eiweiß · 16 g Fett · 29 g Kohlenhydrate · 2 g Ballaststoffe

Vorbereitungszeit: etwa 40 Minuten
Kühlzeit: 3–4 Stunden
Backzeit: etwa 25 Minuten
Fertigstellung: etwa 30 Minuten

- Für die Füllung die Schokolade in kleine Stückchen brechen. Die Sahne in einen Topf geben und erhitzen. Kurz vor dem Kochen den Topf vom Herd nehmen, die Schokolade hinzufügen und so lange rühren, bis sie sich gut aufgelöst hat.

- Die Schokoladensahne mindestens 3–4 Stunden, am besten über Nacht, in den Kühlschrank stellen.
- Die Springform mit dem gefetteten Pergamentpapier auskleiden. Den Backofen auf 175° vorheizen.
- Die Eiweiße mit dem Wasser und dem Salz sehr steif schlagen. Die Vanille und den Honig hinzugeben und rühren, bis die Masse cremig und glänzend aussieht. Die Eigelbe unter die Masse rühren.
- Das Backpulver mit dem Dinkelvollkornmehl vermischen und mit einem Rührlöffel vorsichtig unter die Eimasse ziehen.
- Den Teig in die Form füllen und glattstreichen.
- Den Tortenboden im Backofen (Mitte) in etwa 25 Minuten goldbraun backen.
- Mit einem Holzstäbchen die Garprobe machen.
- Den fertigen Kuchen aus dem Ofen nehmen und noch etwa 5 Minuten in der Form stehenlassen.
- Den Springformrand lösen, das Papier abziehen und den Kuchen zum Erkalten auf ein Kuchengitter geben.
- Die Kirschen entsteinen und auf einem Sieb abtropfen lassen. Den Fruchtsaft in einem Gefäß auffangen.
- Die Schokoladensahne in ein hohes Gefäß geben und 5–10 Minuten lang mit den Quirlen des Rührgerätes auf höchster Schaltstufe dick und schaumig schlagen.
- Den Tortenboden mit einem Sägemesser waagerecht halbieren.
- Den Kirschsaft mit dem Kirschwasser verrühren (oder den anderen Kirschsaft dazugeben) und die Tortenböden damit beträufeln.
- Den Fruchtsaft mit dem Agar-Agar und dem Honig verrühren und 1–2 Minuten aufkochen lassen.
- Den Topf vom Herd nehmen und den Guß unter gelegentlichem Rühren lauwarm abkühlen lassen. Den unteren Tortenboden auf eine Tortenplatte legen und mit einem Drittel der Schokoladencreme bestreichen. Die Kirschen auf der Creme verteilen.
- Die Torte mit einem Tortenring umstellen.
- Den Guß über den Kirschen verteilen und die Torte zum Festwerden etwa 30 Minuten kühl stellen.
- Die Schokolade mit einem Gurkenhobel raspeln.
- Den zweiten Boden auflegen, die Torte rundherum mit der Creme überziehen und mit einigen Cremetupfern und der geraspelten Schokolade garnieren.

Raffiniert · Nicht ganz einfach

## Bananentorte

Eine feine Torte aus Dinkelbiskuit, die mit einer Buttercreme und Bananenscheiben gefüllt, und mit einer Schokoladenglasur überzogen wird.

*Zutaten für eine Springform von 26 cm ∅:*
*4 Eigelbe · 4 Eßl. heißes Wasser ·*
*100 g Honig · 1 Teel. Weinsteinbackpulver ·*
*125 g Dinkel, fein gemahlen · 4 Eiweiße ·*
*1 Prise Meersalz*
*Für die Creme: ⅛ l Sahne · ½ Vanilleschote ·*
*2 Eigelbe · 3 Eßl. Ahornsirup · 125 g weiche Butter · 3 mittelgroße Bananen*
*Für die Glasur: 100 g Zartbitterschokolade mit Sucanat · 4 Eßl. Sahne*
*Zum Bestreuen: 50 g Mandelblättchen*
*Für die Form: etwas Butter und Pergamentpapier*
Bei 12 Stück pro Stück etwa: 1200 kJ/290 kcal
4 g Eiweiß · 20 g Fett · 24 g Kohlenhydrate ·
2 g Ballaststoffe

Vorbereitungszeit: etwa 30 Minuten
Quellzeit: etwa 15 Minuten
Backzeit: etwa 25 Minuten
Fertigstellung: etwa 45 Minuten

- Die Eigelbe, das Wasser und den Honig mit dem elektrischen Rührgerät so lange schaumig rühren, bis die Masse hellgelb ist.
- Das Backpulver mit dem Dinkelvollkornmehl vermischen und mit einem Rührlöffel unter die Masse heben.
- Den Teig etwa 15 Minuten quellen lassen.
- In der Zwischenzeit den Backofen auf 175° vorheizen. Die Springform mit dem gefetteten Pergamentpapier auslegen.
- Die Eiweiße mit dem Salz sehr steif schlagen und vorsichtig unter den Teig heben.
- Den Teig in die Form einfüllen und glattstreichen.
- Den Biskuit im Backofen (Mitte) in etwa 25 Minuten goldbraun backen.
- Mit einem Holzstäbchen die Garprobe machen.
- Den fertigen Kuchen aus dem Ofen nehmen und auf einem Kuchengitter vollständig auskühlen lassen.
- Die Mandelblättchen in einer Pfanne ohne Fett so lange rösten, bis sie etwas Farbe angenommen haben. Danach auf einen Teller geben und abkühlen lassen.
- Für die Creme die Sahne in einen kleinen Topf geben.
- Die Vanilleschote längs halbieren und das Mark herauskratzen. Die Schote und das Mark zur Sahne geben. Die Vanillesahne zum Kochen bringen. Den Topf vom Herd nehmen und die Schote herausnehmen.
- Die Eigelbe mit dem Ahornsirup schaumig rühren, bis eine helle Creme entsteht. Die heiße Sahne unter kräftigem Rühren dazugießen.
- Die Eiersahne zurück in den Topf gießen und unter ständigem Rühren langsam erhitzen, bis eine dicke Creme entsteht. Die Creme darf jedoch nicht kochen, sonst gerinnt das Eigelb!
- Den Topf vom Herd nehmen und die Creme auf Zimmertemperatur abkühlen lassen.
- In der Zwischenzeit die Butter in einer Rührschüssel mit den Quirlen des Handrührgerätes auf höchster Schaltstufe in etwa 15 Minuten schaumig schlagen. Die Butter muß sehr cremig und weiß werden.
- Die Vanillecreme löffelweise unter die Butter rühren.
- Den Biskuitboden einmal waagerecht mit einem Sägemesser durchschneiden.
- Mit einer Palette etwa die Hälfte der Buttercreme auf den unteren Boden streichen.
- Die Bananen schälen und in etwa 0,5 cm dikke Scheiben aufschneiden.
- Die Bananenscheiben auf den bestrichenen Boden legen, die restliche Creme darüber streichen und den zweiten Boden darauf setzen.
- Für die Glasur die Schokolade in kleine Stücke brechen und in einem Topf im heißen Wasserbad schmelzen. Die Sahne löffelweise unter die flüssige Schokolade rühren.
- Die Glasur über die Torte gießen und mit einer Palette gleichmäßig verstreichen.
- Die Mandelblättchen darüber streuen.

**Tip:** Bei der Herstellung der Buttercreme sollten Sie folgendes beachten:
- Die Butter sollte möglichst frisch und von guter Qualität sein.
- Die Creme nur so lange erhitzen, bis sie dicklich zu werden beginnt. Nicht kochen lassen, sonst gerinnt das Eigelb.
- Damit sich die Creme und die Butter gut verbinden, müssen beide die gleiche Temperatur haben.

Etwas teurer · Raffiniert

## Torte mit gemischten Nüssen

Bild Umschlag-Vorderseite

Der Nußbiskuit wird mit Preiselbeeren und Sahne gefüllt.

*Zutaten für eine Springform von 26 cm ∅:*
*6 Eigelbe · 2 Eßl. warmes Wasser · 1 Eßl. Kirschwasser oder Rosenwasser · 1 Prise Meersalz · 150 g Honig · 6 Eiweiße · 200 g gemischte Nüsse (zum Beispiel Walnüsse, Pekannüsse und Haselnüsse), frisch gemahlen · 1 Teel. Weinsteinbackpulver · 50 g Weizen, fein gemahlen*
*Für die Füllung: 500 g frische Preiselbeeren und ¼ l Ahornsirup oder ersatzweise etwa 300 g Preiselbeerfruchtaufstrich ohne Zuckerzusatz · 400 g Sahne · ½ Teel. gemahlene Vanille*
*Zum Verzieren: 250 g Sahne · etwa 1 Eßl. Biskuitbrösel (von der Torte) · 16 Walnußhälften*
*Für die Form: etwas Butter und Pergamentpapier*
Bei 16 Stück pro Stück etwa: 1200 kJ/290 kcal
4 g Eiweiß · 23 g Fett · 15 g Kohlenhydrate · 2 g Ballaststoffe

Vorbereitungszeit: etwa 20 Minuten
Backzeit: etwa 45 Minuten
Fertigstellung: etwa 45 Minuten

- Die Springform mit dem gefetteten Pergamentpapier auskleiden. Den Backofen auf 175° vorheizen.
- Die Eigelbe mit dem Wasser, dem Kirsch- oder dem Rosenwasser, dem Salz und dem Honig mit den Quirlen des Handrührgerätes auf höchster Schaltstufe zu einer hellen dicklichen Creme aufschlagen.
- Die Eiweiße sehr steif schlagen.
- Die Nüsse mit dem Backpulver und dem Weizenvollkornmehl vermischen und zusammen mit dem Eischnee vorsichtig unter die Eicreme heben.
- Den Teig in die Form einfüllen und glattstreichen.
- Die Torte im Backofen (Mitte) in etwa 45 Minuten mittelbraun backen. Nach etwa 30 Minuten die Oberfläche mit Pergamentpapier abdecken.
- Mit einem Holzstäbchen die Garprobe machen.
- Den fertigen Biskuit aus dem Ofen nehmen und nach etwa 5 Minuten aus der Form lösen. Die Torte dann auf einem Kuchengitter vollständig auskühlen lassen.
- Für die Füllung die Preiselbeeren verlesen, waschen und gut abtropfen lassen.
- Die Preiselbeeren mit dem Ahornsirup in einen Topf geben und unter ständigem Rühren dicklich einkochen. Anschließend den Topf vom Herd nehmen und das Preiselbeermus abkühlen lassen.
- Den Nußbiskuit zweimal waagerecht durchschneiden. Von jedem Boden hauchdünn etwas Biskuit abschneiden und zerbröseln. Die Brösel beiseite stellen.
- Die Sahne mit der Vanille steif schlagen.
- Den unteren Tortenboden dünn mit Preiselbeermus und mit etwa der Hälfte der Sahne bestreichen. Den zweiten Boden darauf setzen, ebenfalls bestreichen und mit dem letzten Boden abdecken.
- Auch die Oberseite der Torte mit Preiselbeermus bestreichen.
- Die Sahne zum Verzieren steif schlagen. Die Torte ringsherum mit der Sahne bestreichen und mit den Biskuitbröseln bestreuen.
- Zum Schluß die Torte mit Sahnetupfern und mit den Walnußhälften garnieren.

Braucht etwas Zeit

## Zwetschgencremetorte

*Zutaten für eine Springform von 26 cm Ø:*
*200 g Weizen, fein gemahlen · 50 g Zuckerrohrgranulat · ½ Teel. Zimtpulver · 1 Prise Meersalz · ½ Teel. Weinsteinbackpulver · 100 g kalte Butter · 2 Eßl. kaltes Wasser*
*Für die Creme: 1 kg Zwetschgen · ¼ l roter ungesüßter Fruchtsaft (zum Beispiel Traubensaft) · abgeriebene Schale von 1 unbehandelten Zitrone · 1 Teel. Zimtpulver · ¼ Teel. gemahlener Anis · ¼ Teel. gemahlene Nelken · 5 Teel. Agar-Agar (10 g) · 200 g Sahne*
*Zum Verzieren: 150 g Sahne*
*Für die Form: etwas Butter*
Bei 12 Stück pro Stück etwa: 1200 kJ/290 kcal
3 g Eiweiß · 16 g Fett · 30 g Kohlenhydrate · 2 g Ballaststoffe

Vorbereitungszeit: etwa 45 Minuten
Backzeit: etwa 25 Minuten
Kühlzeit: 1–2 Stunden
Fertigstellung: etwa 15 Minuten

- Die Springform mit etwas Butter einfetten.
- Das Weizenvollkornmehl, das Granulat, den Zimt, das Salz und das Backpulver in eine Rührschüssel geben.
- Die Butter in kleine Würfel schneiden und dazugeben. Die Zutaten so lange mit der Hand vermengen, bis feine Brösel entstehen. Das Wasser hinzufügen und alles zu einem geschmeidigen Teig verkneten.
- Den Boden der Springform mit dem Teig auskleiden und mehrmals mit einer Gabel einstechen.
- Den Teigboden für etwa 30 Minuten kühl stellen.
- In der Zwischenzeit den Backofen auf 200° vorheizen.
- Den Boden im Backofen (Mitte) in etwa 25 Minuten knusprig backen.
- Den fertigen Boden auf einem Kuchengitter auskühlen lassen.
- Die Zwetschgen waschen, halbieren und entsteinen.
- Den Fruchtsaft mit der Zitronenschale, den Gewürzen und dem Agar-Agar verrühren und einmal aufkochen lassen. Die Zwetschgen hinzufügen und die Masse etwa 10 Minuten bei milder Hitze köcheln lassen.
- Den Topf vom Herd nehmen und das Zwetschgenmus unter gelegentlichem Umrühren abkühlen lassen.
- Den Teigboden auf eine Tortenplatte legen und mit einem Tortenring umstellen.
- Die Sahne steif schlagen und unter die inzwischen leicht gelierte Zwetschgenmasse heben.
- Die Creme auf den Boden geben und glattstreichen.
- Die Torte für 1–2 Stunden kühl stellen.
- Den Tortenring entfernen. Die Sahne steif schlagen, in eine Spritztülle füllen und die Oberfläche der Torte mit Sahnetupfern verzieren.

Braucht etwas Zeit

## Mohntorte mit Äpfeln

Die Mohnmasse können Sie schon am Vortag vorbereiten.

*Zutaten für eine Springform von 26 cm Ø:*
*125 g Butter · 250 g Weizen, fein gemahlen · 1 Teel. Weinsteinbackpulver · 1 Ei · 40 g Zukkerrohrgranulat · abgeriebene Schale von ½ unbehandelten Zitrone · 1 Prise Meersalz*
*Für den Belag: 1 Vanilleschote · 375 ccm Milch · 1 Prise Meersalz · 70 g Zukkerrohrgranulat · 50 g Butter · 60 g Weizenvoll-*

*korngrieß · 150 g Mohn, frisch gemahlen · 2 mittelgroße Äpfel · 3 Eigelbe · 250 g Quark (20%) · abgeriebene Schale von ½ unbehandelten Zitrone · 50 g ungeschwefelte Rosinen · 3 Eiweiße*
*Für die Form: etwas Butter*
Bei 12 Stück pro Stück etwa: 930 kJ/220 kcal
6 g Eiweiß · 13 g Fett · 21 g Kohlenhydrate · 3 g Ballaststoffe

Vorbereitungszeit: etwa 1 Stunde
Quellzeit: etwa 2 Stunden
Ruhezeit: etwa 1 Stunde
Backzeit: etwa 1¼ Stunden

- Für den Belag die Vanilleschote längs halbieren, und mit einem kleinen Messer das Mark herauskratzen.
- Die Milch mit dem Salz, mit 50 g von dem Zuckerrohrgranulat, der Butter und dem Vanillemark zum Kochen bringen. Zuerst den Grieß und danach den Mohn in die Milch einrieseln lassen und alles unter ständigem Rühren etwa 1 Minute kochen lassen.
- Den Topf vom Herd nehmen und die Mohnmasse etwa 2 Stunden oder über Nacht ausquellen lassen.
- Inzwischen für den Mürbeteig die Butter in kleine Würfel schneiden und in eine Rührschüssel geben. Das Weizenvollkornmehl, das Backpulver, das Ei, das Granulat, die Zitronenschale und das Salz hinzugeben und alles rasch zu einem geschmeidigen Teig verkneten.
- Die Springform mit wenig Butter einfetten.
- Die Form mit dem Teig auskleiden, dabei einen etwa 3 cm hohen Rand formen.
- Die Form mit dem Teigboden für etwa 1 Stunde in den Kühlschrank stellen.
- Den Backofen auf 180° vorheizen.
- Die Äpfel vierteln, schälen und vom Kerngehäuse befreien. Die Apfelstücke in kleine Würfel schneiden.
- Die Eigelbe mit dem restlichen Granulat zu einer hellen Creme aufschlagen. Den Quark und die Zitronenschale hinzufügen und cremig rühren.
- Die Mohnmasse unter die Quarkcreme rühren und dann die Äpfel und die gewaschenen und abgetropften Rosinen unterheben.
- Zuletzt die Eiweiße sehr steif schlagen und mit Hilfe eines Rührlöffels unter die Masse ziehen.
- Den Belag auf dem Teigboden verteilen und glattstreichen.
- Die Mohntorte im Backofen (Mitte) etwa 1¼ Stunden backen.
- Mit einem Holzstäbchen die Garprobe machen.
- Den fertigen Kuchen aus dem Ofen nehmen und noch etwa 15 Minuten in der Form stehenlassen. Danach die Springform öffnen und die Mohntorte auf einem Kuchengitter vollständig auskühlen lassen.

# Beliebte Spezialitäten

Kuchen mit Tradition und Spezialitäten bestimmter Landstriche dürfen auch in der Vollwertbäckerei nicht fehlen. Auch mit vollwertigen Zutaten schmecken Klassiker, wie zum Beispiel Schwarzwälder Kirschtorte, ganz vorzüglich.

Raffiniert · Läßt sich vorbereiten

## Wilde Wachau

Eine Spezialität aus Baden.

*Zutaten für eine Springform von 26 cm ∅:*
*60 g Vollkornzwieback · 50 g Zartbitterschokolade mit Sucanat · 6 Eigelbe · 100 g Honig · 1 Eßl. Rum oder ersatzweise Wasser · 170 g Mandeln, mittelfein gemahlen · 3 Teel. Weinsteinbackpulver · 6 Eiweiße · 1 Prise Meersalz*
*Für die Füllung: 3 Teel. Instant-Kaffeepulver · 1 Eßl. heißes Wasser · 500 g Sahne · 2 Eßl. Honig · ½ Teel. gemahlene Vanille · 1 Eßl. Rum nach Belieben · 2 Meßlöffel Biobin (2 g)*
*Für die Form: etwas Butter und Pergamentpapier*
Bei 12 Stück pro Stück etwa: 1300 kJ/310 kcal
5 g Eiweiß · 23 g Fett · 18 g Kohlenhydrate · 2 g Ballaststoffe

Vorbereitungszeit: etwa 30 Minuten
Backzeit: etwa 30 Minuten
Fertigstellung: etwa 20 Minuten
Kühlzeit: etwa 1 Stunde

- Die Vollkornzwiebacke fein zerbröseln.
- Die Schokolade grob zerbröckeln und im heißen Wasserbad schmelzen lassen.
- Die Springform mit dem gefettetem Pergamentpapier auslegen. Den Backofen auf 175° vorheizen.
- Die Eigelbe mit dem Honig in eine Rührschüssel geben und mit den Quirlen des Handrührgerätes auf höchster Schaltstufe zu einer hellen dicken Creme aufschlagen. Die Schokolade und den Rum oder das Wasser hinzufügen und darunterrühren.
- Die Mandeln, die geriebenen Zwiebacke und das Backpulver vermischen und mit einem Rührlöffel unter die Creme ziehen.
- Zuletzt die Eiweiße mit dem Salz sehr steif schlagen und vorsichtig unter die Masse heben.
- Den Teig in die Form einfüllen und glattstreichen.
- Den Kuchen im Backofen (Mitte) in etwa 30 Minuten mittelbraun backen. Mit einem Holzstäbchen die Garprobe durchführen.
- Den fertigen Kuchen aus dem Ofen nehmen und noch etwa 5 Minuten in der Form stehenlassen.
- Die Springform öffnen, das Papier abziehen und den Kuchen auf einem Kuchengitter vollständig auskühlen lassen.
- Das obere Drittel der Torte waagerecht abschneiden und zerbröseln.
- Für die Füllung das Instant-Kaffeepulver in dem heißen Wasser auflösen und abkühlen lassen.
- Die Sahne steif schlagen. Den Honig, die Vanille, den Kaffee, den Rum und zuletzt das Biobin darunterrühren.
- Den Kuchen auf eine Tortenplatte legen und mit einem Tortenring umstellen.
- Die Mokkasahne gleichmäßig auf dem Boden verstreichen und mit den Kuchenbröseln bestreuen.
- Die Torte vor dem Servieren noch etwa 1 Stunde kühl stellen.

**Tip:** Sie können diese Torte auch schon am Vortag backen und erst am nächsten Tag mit der Mokkasahne füllen.

Raffiniert · Läßt sich gut vorbereiten

## Möhren-Apfeltorte

Eine saftige Torte mit Mandeln, Nüssen und feinem Orangenaroma.

*Zutaten für eine Springform von 26 cm ∅:*
*5 Eiweiße · 1 Prise Meersalz · 180 g Honig · Schale von 1 unbehandelten Orange · 50 ccm Orangensaft · 5 Eigelbe · ½ Teel. Zimtpulver · 1 Teel. Weinsteinbackpulver · 50 g Weizen, fein gemahlen · 125 g Mandeln, frisch gemahlen · 125 g Haselnüsse, frisch gemahlen · 200 g junge Möhren · 250 g Äpfel*
*Zum Verzieren: etwa 250 g Sahne · 1 unbehandelte Orange · 1 Eßl. Pistazien, fein gehackt*
*Für die Form: etwas Butter und Pergamentpapier*
Bei 12 Stück pro Stück etwa: 1300 kJ/310 kcal
6 g Eiweiß · 20 g Fett · 28 g Kohlenhydrate · 3 g Ballaststoffe

Vorbereitungszeit: etwa 35 Minuten
Backzeit: etwa 45 Minuten
Fertigstellung: etwa 15 Minuten

- Die Springform mit dem gefettetem Pergamentpapier auslegen. Den Backofen auf 175° vorheizen.
- Die Eiweiße mit dem Salz sehr steif schlagen. Den Honig, die Orangenschale und den Saft dazugeben und so lange rühren, bis der Eischnee cremig und glänzend aussieht. Die Eigelbe und den Zimt hinzufügen und unterrühren.
- Das Backpulver mit dem Weizenvollkornmehl vermischen und mit den Mandeln und den Nüssen unter die Eicreme heben.
- Die Möhren putzen und mit einer Waschbürste gründlich waschen. Danach auf einer Rohkostreibe fein reiben und unter den Teig mengen.
- Die Äpfel schälen, mittelgrob raspeln und ebenfalls unter den Teig heben.
- Den Teig in die Form einfüllen und glattstreichen.
- Den Kuchen im Backofen (Mitte) etwa 45 Minuten backen, danach die Garprobe machen.
- Den fertigen Kuchen aus dem Ofen nehmen. Nach etwa 10 Minuten die Springform öffnen und den Kuchen auf einem Kuchengitter auskühlen lassen.
- Vor dem Servieren die Sahne steif schlagen und die Torte rundherum damit bestreichen. Die Oberfläche mit dem Rücken eines Eßlöffels etwas »aufrauhen«.
- Die Orange heiß waschen und abtrocknen. Mit einem Zestenschneider hauchdünne Streifen abschälen.
- Die Torte mit den Pistazienkernen und den Orangenzesten bestreuen.

Raffiniert · Braucht etwas Zeit

## Käsecremetorte mit Aprikosen

*Zutaten für eine Springform von 26 cm ∅:*
*100 g kalte Butter · 1 Teel. Weinsteinbackpulver · 200 g Weizen, fein gemahlen · 50 g Zuckerrohrgranulat · 1 Prise Meersalz · 3 Eßl. kaltes Mineralwasser*
*Für den Belag: etwa 500 g Aprikosen · 3 Eiweiße · 500 g Speisequark (20%) · 200 g Doppelrahm-Frischkäse · 1 Teel. gemahlene Vanille · 100 g Honig · 3 Eigelbe*
*Für den Guß: ½ Teel. Agar-Agar · ⅛ l heller Obstsaft oder Wasser mit etwas Zitronensaft · 1 Teel. Honig*
*Für die Form: etwas Butter*
Bei 12 Stück pro Stück etwa: 1100 kJ/260 kcal
10 g Eiweiß · 10 g Fett · 31 g Kohlenhydrate · 1 g Ballaststoffe

Vorbereitungszeit: etwa 1 Stunde
Backzeit: etwa 1¼ Stunden
Kühlzeit: etwa 1 Stunde

- Die Springform mit etwas Butter einfetten.
- Die Butter in kleine Würfel schneiden und in eine Rührschüssel geben.
- Das Backpulver mit dem Weizenvollkornmehl vermischen und mit dem Granulat und dem Salz zur Butter geben. Diese Zutaten mit der Hand so lange vermengen, bis feine Brösel entstehen. Zuletzt das Wasser dazugeben und alles zu einem geschmeidigen Teig verkneten.
- Den Teig in die Mitte der Springform legen und mit den Fingern zu einem gleichmäßigen Boden flachdrücken. Dabei einen 2–3 cm hohen Rand formen. Die Form etwa 30 Minuten in den Kühlschrank stellen.
- Den Backofen auf 175° vorheizen.
- In der Zwischenzeit den Belag vorbereiten. Dafür in einem Topf Wasser zum Kochen bringen und die Aprikosen portionsweise 2–3 Minuten darin blanchieren. Die Früchte mit einem Schaumlöffel herausnehmen und mit kaltem Wasser abschrecken. Die Aprikosen kreuzweise einschneiden und die Haut abziehen. Die Früchte halbieren, den Stein herauslösen, und die Aprikosen zugedeckt beiseite stellen.
- Für die Käsecreme die Eiweiße sehr steif schlagen.
- Den Quark, den Frischkäse, die Vanille, den Honig und die Eigelbe in eine Rührschüssel geben und mit den Quirlen des Rührgerätes auf höchster Schaltstufe cremig rühren. Danach die Eiweiße mit einem Rührlöffel unter die Creme ziehen.
- Die Käsecreme auf dem Mürbeteigboden gleichmäßig verteilen und glattstreichen.
- Die Aprikosen mit der Wölbung nach oben auf die Creme setzen.
- Die Torte im Backofen (Mitte) in etwa 1¼ Stunden hellgelb backen.
- Die fertige Käsecremetorte noch etwa 10 Minuten im abgeschalteten Backofen stehenlassen.
- Danach aus dem Ofen nehmen und etwas auskühlen lassen. Mit einem Messer den Kuchenrand von der Form lösen, die Springform öffnen und die Käsetorte auf einem Kuchengitter vollständig erkalten lassen.
- Für den Guß das Agar-Agar, den Obstsaft oder das Wasser und den Honig in einen Topf geben und unter Rühren zum Kochen bringen. Den Topf vom Herd nehmen und den Guß lauwarm abkühlen lassen.
- Den Kuchen auf eine Tortenplatte legen und mit einem Springformrand oder einem Tortenring umstellen.
- Den Guß gleichmäßig auf der Oberfläche der Torte verteilen. Den Käsekuchen dann noch etwa 30 Minuten zum Festwerden in den Kühlschrank stellen.

Braucht etwas Zeit

## Schwarzwälder Kirschtorte

Bild Seite 87

Diese berühmte Spezialität aus dem Schwarzwald paßt für alle festlichen Gelegenheiten.

*Zutaten für eine Springform von 26 cm ∅ :*
*Für den Mürbeteig: 50 g kalte Butter · 40 g Zuckerrohrgranulat · 1 Prise Meersalz · ¼ Teel. Zimtpulver · ¼ Teel. Weinsteinbackpulver · 60 g Weizen, fein gemahlen · 40 g Mandeln, frisch gemahlen · 1 Eßl. kaltes Wasser*
*Für den Biskuit: 50 g Vollmilchschokolade mit Sucanat · 6 Eigelbe · 125 g Honig · 4 Eßl. warmes Wasser · 6 Eiweiße · 1 Prise Meersalz · 180 g Weizen, fein gemahlen · 1 Teel. Weinsteinbackpulver*

*Für die Füllung: etwa 2 Eßl. roter Fruchtaufstrich ohne Zuckerzusatz · etwa 700 g frische Sauerkirschen oder ein Glas Sauerkirschen ohne Zuckerzusatz (etwa 680 g Fruchteinwaage) · ⅛ l Kirschsaft · 2 Teel. Agar-Agar · 1 Eßl. Honig · 500 g Sahne · nach Belieben etwas Ahornsirup oder Honig*
*Zum Tränken: 3 Eßl. Kirschsaft · 3 Eßl. Kirschwasser oder ersatzweise Kirschsaft*
*Zum Verzieren: 50 g Vollmilchschokolade mit Sucanat*
*Für die Form: etwas Butter und Pergamentpapier*
Bei 16 Stück pro Stück etwa: 1300 kJ/310 kcal
4 g Eiweiß · 17 g Fett · 33 g Kohlenhydrate · 1 g Ballaststoffe

Vorbereitungszeit: etwa 40 Minuten
Kühlzeit: etwa 1 Stunde
Backzeit: etwa 50 Minuten
Fertigstellung: etwa 45 Minuten

- Den Boden einer Springform mit etwas Butter einfetten.
- Für den Mürbeteig die Butter in kleine Würfel schneiden und in eine Rührschüssel geben.
- Das Granulat, das Salz, den Zimt, das Backpulver, das Mehl und die Mandeln dazugeben und alles so lange mit der Hand vermengen, bis feine Brösel entstehen. Das Wasser hinzufügen und alle Zutaten verkneten.
- Den Boden der Springform mit dem Teig auskleiden und mehrmals mit einer Gabel einstechen.
- Die Form mit dem Teigboden für etwa 1 Stunde in den Kühlschrank stellen.
- Den Backofen auf 180° vorheizen. Eine zweite Springform mit dem gefettetem Pergamentpapier auslegen.
- Für den Biskuitteig die Schokolade in Stücke brechen, in eine Tasse geben und im Wasserbad schmelzen lassen.
- Die Eigelbe, den Honig und das Wasser in eine Rührschüssel geben und im heißen Wasserbad zu einer hellen, dicklichen Creme aufschlagen. Nach und nach die Schokolade unterrühren.
- Die Eiweiße mit dem Salz sehr steif schlagen und beiseite stellen.
- Das Weizenvollkornmehl mit dem Backpulver vermischen.
- Etwa ein Drittel des Eischnees mit einem Rührlöffel unter die Schokoladeneicreme ziehen. Den restlichen Eischnee zusammen mit dem Weizenvollkornmehl vorsichtig unter den Teig heben.
- Den Teig in die Form einfüllen und glattstreichen.
- Die Torte im Backofen (Mitte) in etwa 35 Minuten mittelbraun backen. Nach etwa 20 Minuten Backzeit die Oberfläche mit Pergamentpapier abdecken.
- Mit einem Holzstäbchen die Garprobe machen.
- Den fertigen Kuchen aus dem Ofen nehmen. Nach etwa 5 Minuten die Form öffnen, das Papier abziehen und die Torte auf einem Kuchengitter vollständig auskühlen lassen.
- Den Backofen auf 200° schalten.
- Die Form mit dem Mürbeteigboden in den Backofen (Mitte) schieben und in etwa 15 Minuten goldbraun backen.
- Den fertigen Boden auf einem Kuchengitter auskühlen lassen.
- Die Torte mit einem Sägemesser zweimal waagerecht durchschneiden.

Eine berühmte Tortenspezialität einmal etwas anders ▷ zubereitet: die vollwertige Schwarzwälder Kirschtorte. Rezept Seite 85.

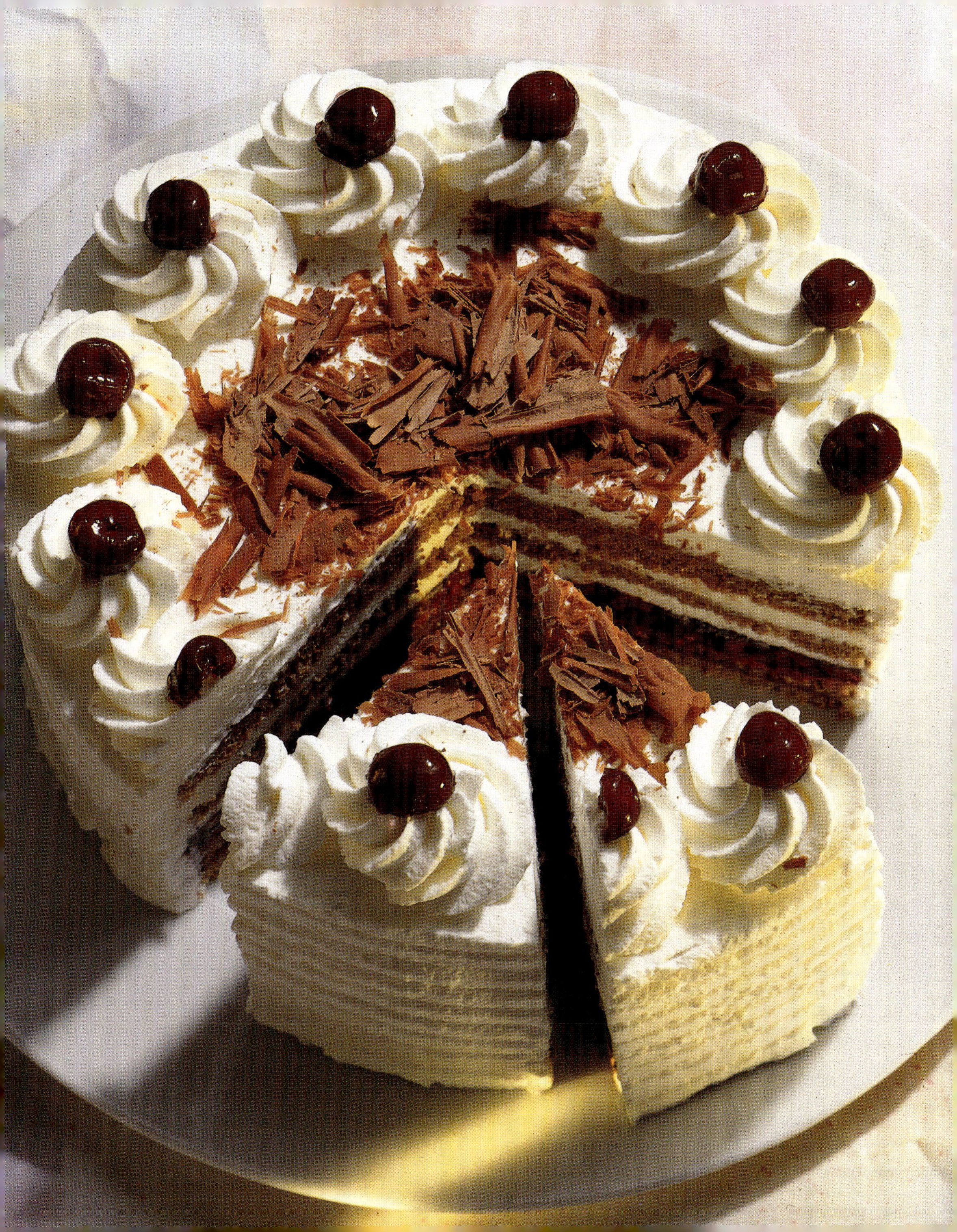

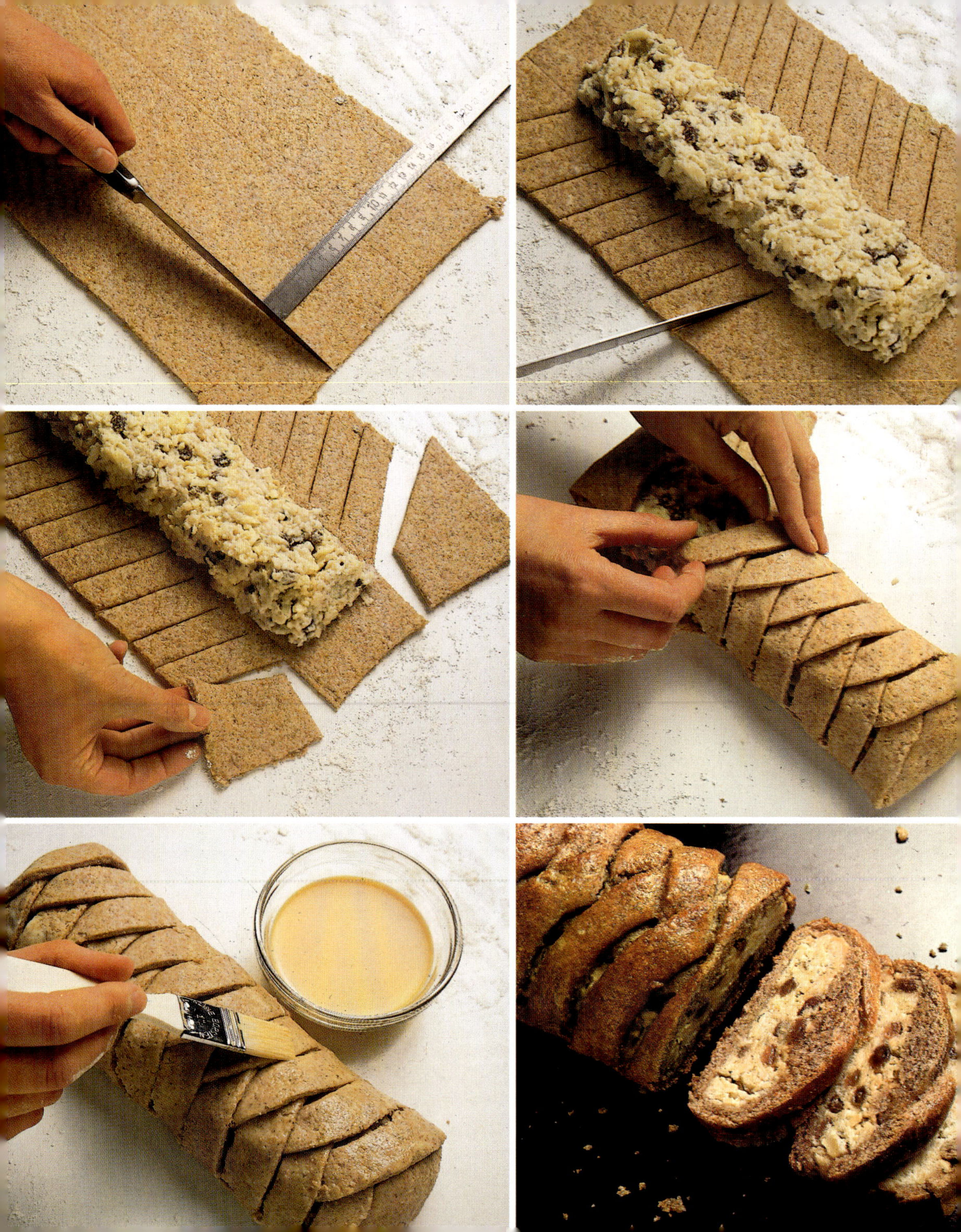

• Den Kirschsaft mit dem Kirschwasser vermischen und die drei Böden damit beträufeln.
• Den Fruchtaufstrich in einen kleinen Topf geben und unter Rühren leicht erwärmen.
• Den Mürbeteigboden auf eine Tortenplatte legen, mit dem Fruchtaufstrich bestreichen und den ersten Tortenboden darauf setzen.
• Die Kirschen entsteinen und auf einem Sieb abtropfen lassen. Den Fruchtsaft in einem Gefäß auffangen. 16 Kirschen zum Garnieren beiseite legen.
• Den Kirschsaft mit dem Agar-Agar und dem Honig verrühren und 1-2 Minuten aufkochen. Den Topf vom Herd nehmen und den Guß lauwarm abkühlen lassen.
• Die Kirschen auf dem ersten Boden verteilen und den Guß löffelweise darüber gießen.
• Die Sahne steif schlagen und nach Belieben mit etwas Ahornsirup oder Honig süßen. Die Kirschen dünn mit etwas Sahne bestreichen. Den zweiten Boden darauf legen, ebenso mit Sahne bestreichen und mit dem letzten Boden abdecken.
• Die Torte rundherum mit der restlichen Sahne einstreichen. Mit Sahnetupfern und den restlichen Sauerkirschen garnieren.
• Die Schokolade raspeln und die Torte damit verzieren.

Das Rechteck in Längsrichtung in 3 Teile aufteilen und markieren. Die Füllung auf dem mittleren Drittel verstreichen, oben und unten einen Rand frei lassen. Die äußeren Teigbahnen in schräge Bahnen aufschneiden. Die Teigecken herausschneiden. Den oberen und unteren Rand der mittleren Teigbahn über der Füllung einschlagen. Die Streifen abwechselnd über die Füllung legen. Den Zopf mit Eigelb bestreichen und backen. Rezept auf dieser Seite.

Etwas schwieriger · Raffiniert

## Apfel-Marzipanzopf

Bild nebenstehend

*Zutaten für 1 Zopf:*
*200 g Speisequark (20%, 3–4 Stunden auf einem Sieb abgetropft) · 50 g weiche Butter · 6 Eßl. Öl · 60 g Zuckerrohrgranulat · 125 ccm Milch · ½ Teel. gemahlene Vanille · abgeriebene Schale von 1 unbehandelten Zitrone · 1 Päckchen Weinsteinbackpulver · 400 g Weizen, fein gemahlen*
*Für die Füllung: 75 g Cashewbruch · 150 g Honigmarzipan (fertig gekauft oder nach dem Grundrezept auf Seite 28) · 6 Eßl. Milch · 2 mittelgroße Äpfel (zum Beispiel Cox Orange) · 75 g ungeschwefelte Sultaninen*
*Zum Bestreichen: 1 Eigelb · 1 Eßl. Milch*
*Für das Backblech: etwas Butter*
*Für die Arbeitsfläche: etwas Mehl*
Bei 20 Stück pro Stück etwa: 1000 kJ/240 kcal
5 g Eiweiß · 13 g Fett · 27 g Kohlenhydrate · 1 g Ballaststoffe

Vorbereitungszeit: etwa 45 Minuten
Kühlzeit: etwa 1 Stunde
Backzeit: etwa 40 Minuten

• Für den Quark-Ölteig den Quark, die Butter, das Öl, das Granulat und die Milch cremig rühren. Die Vanille und die Zitronenschale hinzufügen.
• Das Backpulver mit dem Weizenvollkornmehl vermischen und mit einem Rührlöffel unter die Quarkmasse rühren.
• Den geschmeidigen Teig kurz durchkneten, zu einer Kugel formen und zugedeckt etwa 1 Stunde im Kühlschrank stehenlassen.
• Für die Füllung die Cashewkerne grob zerhacken und in einer Pfanne ohne Fett unter ständigem Rühren rösten, bis sie etwas Farbe

angenommen haben. Danach auf einem Teller abkühlen lassen.

- Das Honigmarzipan zerbröckeln und mit der Milch im Mixer zu einer weichen Paste pürieren.
- Die Äpfel vierteln, schälen und das Kerngehäuse herausschneiden. Die Äpfel auf einer Rohkostreibe grob raspeln.
- Die Cashewkerne, die Äpfel und die gewaschenen und abgetropften Sultaninen mit der Marzipanpaste vermengen.
- Das Backblech mit etwas Butter einfetten. Den Backofen auf 180° vorheizen.
- Auf einer leicht bemehlten Arbeitsfläche den Teig zu einem Rechteck von etwa 40 × 24 cm ausrollen. Die Teigplatte mit einem Lineal nachmessen und die Kanten rechtwinklig schneiden.
- Das Rechteck in Längsrichtung in drei Teile (je 3 × 8 cm) einteilen und mit einem Messerrücken markieren.
- Die Füllung auf dem mittleren Drittel verstreichen, dabei oben und unten einen etwa 5 cm breiten Rand frei lassen.
- Die beiden äußeren Teigbahnen – etwa 1 cm von der Füllung entfernt beginnend – in etwa 2,5 cm breite, schräge Streifen schneiden. Der erste Streifen beginnt bzw. der letzte Streifen endet jeweils in der Höhe der Füllung. Die übrig bleibenden Teigecken herausschneiden (siehe Schritt-für-Schritt-Abbildungen auf Seite 88).
- Den oberen und den unteren Rand der mittleren Teigbahn über der Füllung einschlagen.
- Die Teigstreifen abwechselnd von links und rechts über die Füllung legen, so daß ein Zopfmuster entsteht. Den Zopf auf das Backblech legen.
- Das Eigelb mit der Milch verquirlen und die Oberfläche des Zopfes damit einstreichen.
- Den Zopf im Backofen (Mitte) in etwa 40 Minuten goldbraun backen.
- Den Zopf nach dem Backen auf ein Kuchengitter setzen und auskühlen lassen.
- Den Apfel-Marzipanzopf frisch servieren.

Schnell · Raffiniert

## Mandelsahnerolle mit Orangenstückchen

*Zutaten für 16 Stücke:*
*100 g Mandelblättchen · 4 Eiweiße · 4 Eßl. kaltes Wasser · 1 Prise Meersalz · 100 g Honig · 4 Eigelbe · 100 g Weizen, fein gemahlen · 40 g Mandeln, frisch gemahlen*
*Für die Füllung: 100 g Mandeln, frisch gemahlen · 2 Orangen · 400 g Sahne · 1 Eßl. Honig · abgeriebene Schale von ½ unbehandelten Orange*
*Für das Backblech: Pergamentpapier und etwas Butter*
Bei 16 Stück pro Stück etwa: 940 kJ/220 kcal
5 g Eiweiß · 17 g Fett · 14 g Kohlenhydrate · 2 g Ballaststoffe

Vorbereitungszeit: etwa 20 Minuten
Quellzeit: etwa 10 Minuten
Backzeit: etwa 12 Minuten
Fertigstellung: etwa 25 Minuten
Kühlzeit: etwa 1 Stunde

- Die Mandelblättchen in einer Pfanne ohne Fett unter Rühren so lange rösten, bis sie leicht gebräunt sind. Danach auf einem Teller abkühlen lassen.
- Das Backblech mit dem gefettetem Pergamentpapier auslegen. Den Backofen auf 200° vorheizen.
- Die Eiweiße, das Wasser und das Salz in einer Rührschüssel sehr steif schlagen. Den Honig hinzufügen und so lange weiterrühren, bis eine dicke, glänzende Creme entsteht. Nach und nach die Eigelbe unterrühren.
- Das Weizenvollkornmehl und die Mandeln mit Hilfe eines Rührlöffels unter die Creme heben.
- Den Teig etwa 10 Minuten quellen lassen.

- Den Teig gleichmäßig auf das Backblech streichen und mit den Mandelblättchen bestreuen.
- Die Teigplatte im Backofen (Mitte) in etwa 12 Minuten goldbraun backen.
- Auf der Arbeitsfläche ein Küchentuch ausbreiten.
- Die gebackene Teigplatte an den Rändern von dem Backblech lösen und auf das Tuch stürzen. Sofort das Pergamentpapier entfernen.
- Die Biskuitplatte mit dem Backblech abdecken und erkalten lassen.
- Für die Füllung die Mandeln in einer Pfanne ohne Fett unter Rühren so lange rösten, bis sie aromatisch zu duften beginnen. Die Mandeln auf einem Teller abkühlen lassen.

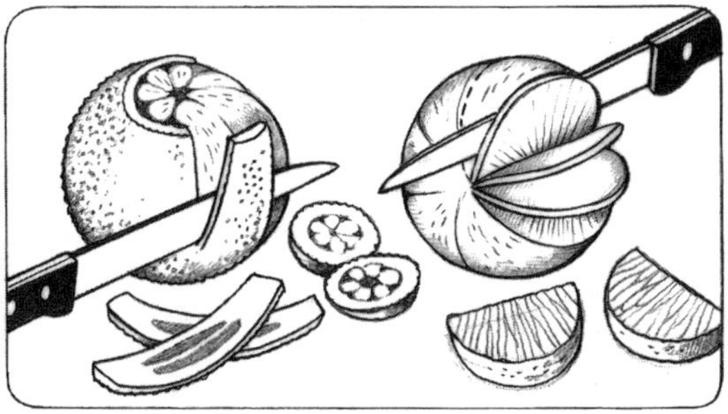

Die Orange schälen, dabei auch die weiße Haut entfernen. Danach die einzelnen Orangenfilets herausschneiden.

- Die Orangen filieren (siehe Zeichnung). Dafür die Orangen mit einem scharfen Messer sorgfältig schälen, so daß auch die weiße Fruchthaut entfernt wird. Die einzelnen Orangenfilets von den Trennwänden herausschneiden und in kleine Stückchen schneiden.
- Die Sahne steif schlagen. Den Honig, die Mandeln und die Orangenschale darunterrühren. Zuletzt die Orangenstückchen unterheben.
- Die Mandelsahne auf die Biskuitplatte geben und gleichmäßig darauf verstreichen.
- Die Biskuitplatte mit Hilfe des Tuches aufrollen und mit der Nahtstelle nach unten auf eine längliche Tortenplatte setzen.
- Vor dem Servieren die Biskuitrolle noch etwa 1 Stunde im Kühlschrank durchziehen lassen.

Läßt sich gut vorbereiten

## Linzer Torte

Die Linzer Torte gehört zu den traditionsreichsten und bekanntesten Gebäcken österreichischer Backkunst. Für den Teig können Sie frisch gemahlene Mandeln, Haselnüsse oder auch Walnüsse verwenden.

*Zutaten für eine Springform von 26 cm Ø:*
*200 g Butter · 1 Vanilleschote · 250 g Dinkel, fein gemahlen · 200 g Mandeln oder Nüsse, frisch gemahlen · ½ Teel. Zimtpulver · ¼ Teel. gemahlene Nelken · ¼ Teel. gemahlener Kardamom · 1 Prise Meersalz · 125 g Honig · 1 Ei · 2 Eßl. Kirschwasser oder Rosenwasser*
*Für die Füllung: etwa 200 g honiggesüßter Johannisbeerfruchtaufstrich*
*Zum Bestreichen: 1 Eigelb · 1 Eßl. Milch*
*Für die Form: etwas Butter*
Bei 12 Stück pro Stück etwa: 1600 kJ/380 kcal
6 g Eiweiß · 24 g Fett · 35 g Kohlenhydrate · 4 g Ballaststoffe

Vorbereitungszeit: etwa 40 Minuten
Backzeit: etwa 40 Minuten

- Die Springform mit etwas Butter einfetten.
- Die Butter in kleine Würfel schneiden.
- Die Vanilleschote längs halbieren und mit einem kleinen Messer das Mark herauskratzen.

- Alle Zutaten für den Teig in eine Rührschüssel geben und rasch zu einem geschmeidigen Mürbeteig verkneten.
- Den Backofen auf 175° vorheizen.
- Die Springform mit etwa zwei Drittel des Teiges auskleiden, dabei einen 1,5–2 cm hohen Rand formen.
- Den Fruchtaufstrich in einen kleinen Topf geben und unter Rühren leicht erwärmen. Den Topf vom Herd nehmen und den Fruchtaufstrich gleichmäßig auf dem Teigboden verteilen.
- Den restlichen Teig in eine Spritztülle füllen und ein gitterförmiges Muster auf den Fruchtaufstrich spritzen.
- Das Eigelb mit der Milch verquirlen und das Teiggitter damit bestreichen.
- Die Linzer Torte im Backofen (Mitte) in etwa 40 Minuten goldbraun backen.
- Die fertige Torte aus dem Ofen nehmen und noch 5–10 Minuten in der Form stehen lassen.
- Die Springform öffnen und die Torte auf einem Kuchengitter vollständig auskühlen lassen.
- Vor dem Anschneiden den Kuchen etwa 1 Tag an einem kühlen Ort durchziehen lassen.

Braucht etwas Zeit

## Alt-Wiener Gugelhupf

Dieser Gugelhupf wird mit gehackten Walnüssen und Datteln gefüllt. Den Hefeteig können Sie bereits am Vorabend zubereiten und über Nacht im Kühlschrank ruhen lassen.

*Zutaten für eine Napfkuchenform von 22 cm ∅: 200 ccm Milch · ½ Teel. Meersalz · 1 Würfel Hefe (42 g) · abgeriebene Schale von 1 unbehandelten Zitrone · 1 Teel. Vanillepulver · 100 g Honig · 175 g weiche Butter · 4 Eier · 600 g Weizen, fein gemahlen*

*Für die Füllung: 150 g Walnüsse · 100 g Datteln ohne Stein · 40 g Mandeln, frisch gemahlen · 75 ccm Orangensaft · abgeriebene Schale von 1 unbehandelten Orange · ¼ Teel. gemahlener Ingwer*

*Zum Bestäuben: etwas Wildpfeilwurzelmehl*

*Für die Form: etwas Butter*

*Für die Arbeitsfläche: etwas Mehl*

Bei 12 Stück pro Stück etwa: 990 kJ/240 kcal
5 g Eiweiß · 12 g Fett · 28 g Kohlenhydrate · 1 g Ballaststoffe

Vorbereitungszeit: etwa 40 Minuten
Ruhezeit: etwa 12 Stunden
Backzeit: etwa 50 Minuten

- Die Milch in eine Rührschüssel geben und das Salz und die Hefe darin auflösen.
- Die Zitronenschale, die Vanille, den Honig, die Butter, die Eier und das Weizenvollkornmehl hinzufügen und in etwa 10 Minuten zu einem relativ weichen Hefeteig verkneten.
- Den Teig zugedeckt über Nacht im Kühlschrank ruhen lassen (jedoch nicht länger als 12 Stunden).
- Für die Füllung die Walnüsse grob hacken, die Datteln in kleine Stückchen schneiden, und beides in eine Rührschüssel geben. Die Mandeln, den Saft, die Orangenschale und den Ingwer hinzufügen und gut vermengen.
- Eine Napfkuchenform mit etwas Butter einfetten.
- Den Teig nochmals durchkneten und auf einer leicht bemehlten Arbeitsfläche zu einer etwa 40 cm langen Rolle formen. Die Teigrolle in etwa 1 cm dicke Scheiben aufschneiden.
- Alle Teigscheiben bis auf vier mit der Füllung bestreichen.
- Die Teigscheiben jeweils mit beiden Händen anheben und so in der Form aufschichten, daß sich die Scheiben etwas überlappen. Die vier unbestrichenen Scheiben obenauf verteilen.

- Den Kuchen zugedeckt noch etwa 30 Minuten an einem warmen Ort gehen lassen.
- In der Zwischenzeit den Backofen auf 180° vorheizen.
- Den Kuchen im Backofen (unten) etwa 50 Minuten backen, bis der Gugelhupf braun ist und sich etwas vom Rand der Form gelöst hat.
- Den fertigen Kuchen aus dem Ofen nehmen und noch etwa 5 Minuten in der Form stehenlassen. Danach auf ein Kuchengitter stürzen und auskühlen lassen.
- Die Oberfläche leicht mit Wildpfeilwurzelmehl bestäuben.

**Variante: Brioche**
Einen Hefeteig wie oben beschrieben zubereiten. Für die traditionelle »brioche à tête«, die Brioche mit Kopf, den Teig in eine größere und eine kleinere Teigportion teilen und beide zu Kugeln formen. Eine konische Form mit gewelltem Rand (Briocheform) ausfetten und die größere Kugel hineinlegen. In der Mitte eine Kuhle formen und die kleinere Kugel als Kopf hineinlegen.
Die Brioche mit einem Tuch abdecken und noch etwa 30 Minuten an einem warmen Ort gehen lassen.
Ein Eigelb mit einem Eßlöffel Milch verquirlen und die Oberfläche damit bestreichen.
Den Kuchen im auf 180° vorgeheizten Backofen (unten) in etwa 50 Minuten goldbraun backen. Möglichst frisch mit etwas Butter servieren.

Ganz einfach · Eignet sich zum Einfrieren

## Rosenkuchen

*Zutaten für eine Springform von 26 cm ∅:*
*¼ l Milch · 1 Prise Meersalz · 1 Würfel Hefe (42 g) · 500 g Weizen, fein gemahlen · 125 g weiche Butter · 100 g Honig · 1 Eigelb*
*Für die Füllung: 50 g Zitronat im Stück · 1 Eiweiß · 1 Prise Meersalz · 100 g Honig · 200 g Haselnüsse, frisch gemahlen · 5 Eßl. Sahne · 60 g ungeschwefelte Rosinen · ½ Teel. Zimtpulver · 1 Eßl. Rum oder Rosenwasser*
*Zum Bestreichen: 1 Eigelb · 1 Eßl. Milch*
*Für die Form: etwas Butter*
*Für die Arbeitsfläche: etwas Mehl*
Bei 12 Stück pro Stück etwa: 1900 kJ/450 kcal
8 g Eiweiß · 26 g Fett · 54 g Kohlenhydrate · 2 g Ballaststoffe

Vorbereitungszeit: etwa 35 Minuten
Ruhezeit: etwa 1½ Stunden
Backzeit: etwa 35 Minuten

- Die Milch und das Salz in eine Rührschüssel geben und die Hefe darin auflösen. Nach und nach das Weizenvollkornmehl, die Butter, den Honig und das Eigelb hinzufügen. Die Zutaten in etwa 10 Minuten zu einem geschmeidigen Teig verkneten.
- Den Teig zugedeckt an einem warmen Ort etwa 1 Stunde gehen lassen.
- Inzwischen die Füllung vorbereiten. Dafür das Zitronat in kleine Würfel schneiden.
- Das Eiweiß mit dem Salz sehr steif schlagen. Den Honig hinzugeben und so lange weiterrühren, bis die Masse cremig und glänzend ist. Dann die Haselnüsse, die Sahne, die gewaschenen und abgetropften Rosinen, den Zimt, den Rum oder das Rosenwasser und die Zitronatwürfel unterrühren.
- Die Springform mit etwas Butter einfetten.

- Auf einer leicht bemehlten Arbeitsfläche den Hefeteig kurz durchkneten und zu einem etwa ½ cm dicken Rechteck ausrollen.
- Die Füllung darauf streichen und die Teigplatte von der Längsseite her aufrollen.
- Die Rolle mit einem scharfen Messer in 15 etwa 2 cm dicke Scheiben aufschneiden.
- Die Teigschnecken nebeneinander in die Form setzen und zugedeckt noch etwa 30 Minuten gehen lassen.
- Den Backofen auf 200° vorheizen.
- Das Eigelb mit der Milch verquirlen und die Oberfläche des Kuchens damit bestreichen.
- Den Kuchen im Backofen (Mitte) in etwa 35 Minuten goldbraun backen.
- Den fertigen Kuchen herausnehmen und noch etwa 5 Minuten in der Form auskühlen lassen.
- Die Springform öffnen und den Rosenkuchen zum Erkalten auf ein Kuchengitter geben.

Braucht etwas Zeit

## Käsekuchen mit Rosinen

*Zutaten für eine Springform von 26 cm ∅:*
*125 g kalte Butter · 250 g Weizen, fein gemahlen · 40 g Zuckerrohrgranulat · 1 Prise Meersalz · 1 Teel. Weinsteinbackpulver · 2 Eßl. Sahne · 1 Eßl. Wasser*
*Für den Belag: 100 g weiche Butter · 150 g Honig · 4 Eigelbe · Schale von 1 unbehandelten Zitrone · 750 g Speisequark (20%) · 200 g Creme fraîche · 1 Teel. Weinsteinbackpulver · 40 g Weizenvollkorngrieß · 60 g ungeschwefelte Rosinen · 4 Eiweiße*
*Für die Form: etwas Butter*
Bei 12 Stück pro Stück etwa: 1800 kJ/430 kcal
12 g Eiweiß · 27 g Fett · 37 g Kohlenhydrate · 1 g Ballaststoffe

Vorbereitungszeit: etwa 40 Minuten
Ruhezeit: etwa 30 Minuten
Backzeit: etwa 1½ Stunden

- Die Springform mit etwas Butter einfetten.
- Die Butter in kleine Würfel schneiden und in eine Rührschüssel geben. Das Weizenvollkornmehl, das Granulat, das Salz und das Backpulver hinzugeben und diese Zutaten so lange mit der Hand vermengen, bis feine Brösel entstehen.
- Zuletzt die Sahne und das Wasser hinzufügen und alles zu einem geschmeidigen Mürbeteig verkneten.
- Die Springform mit dem Teig auskleiden, dabei einen etwa 3 cm hohen Rand formen. Den Teigboden mit einer Gabel mehrmals einstechen und die Form für etwa 30 Minuten in den Kühlschrank stellen.
- Inzwischen den Backofen auf 200° vorheizen.
- Den Teigboden im Backofen (Mitte) in etwa 15 Minuten hellbraun vorbacken.
- Für den Belag die Butter so lange cremig rühren, bis sie weiß und duftig aussieht.
- Zuerst den Honig und dann die Eigelbe nach und nach unterrühren. Die Zitronenschale, den Quark und das Creme fraîche zu der Schaummasse geben.
- Das Backpulver mit dem Weizenvollkorngrieß vermischen und zusammen mit den gewaschenen und abgetropften Rosinen unter die Quarkmasse rühren.
- Zuletzt die Eiweiße sehr steif schlagen und mit einem Rührlöffel vorsichtig unterheben.
- Die Quarkcreme auf den vorgebackenen Boden gleiten lassen und glattstreichen.
- Den Backofen auf 175° zurückschalten, und den Kuchen auf der unteren Schiene in etwa 1¼ Stunden fertigbacken.
- Nach etwa 40 Minuten Backzeit die Oberfläche des Kuchens mit Pergamentpapier abdecken.

• Der Käsekuchen ist fertig gebacken, wenn die Quarkmasse gleichmäßig hoch gegangen ist. Zusätzlich mit einem Holzstäbchen die Garprobe machen.
• Den Kuchen aus dem Ofen nehmen und noch etwa 5 Minuten in der Form stehenlassen. Damit die Oberfläche schön glatt bleibt, die Springform öffnen, und den Kuchen mit der Oberseite auf eine Tortenplatte stürzen. Nach etwa 10 Minuten den Kuchen wieder umdrehen und auf einem Kuchengitter vollständig auskühlen lassen.

**Tip:** Den Quark für den Käsekuchen möglichst über Nacht in einem Sieb abtropfen lassen.

Teig ohne Eier

## Apple Pie

In England und Irland ißt man die Apple Pie am liebsten lauwarm mit frischer Sahne.

*Zutaten für eine Pie-Form von 25 cm ∅:*
*160 g kalte Butter · 250 g Weizen, fein gemahlen · 1 Prise Meersalz · 1 Eßl. Zuckerrohrgranulat · 4 Eßl. eiskaltes Wasser*
*Für die Füllung: etwa 750 g Äpfel (zum Beispiel Boskop oder Gravensteiner) · Saft von 1 Zitrone · 2 Eßl. Ahornsirup · 1 Teel. Zimtpulver · 60 g dunkle ungeschwefelte Rosinen · 30 g Mandeln, fein gehackt*
*Zum Bestreichen: nach Belieben etwa 2 Eßl. honiggesüßter Aprikosenfruchtaufstrich*
*Für die Form: etwas Butter*
*Für die Arbeitsfläche: etwas Mehl zum Bestreuen*
Bei 12 Stück pro Stück etwa: 1000 kJ/240 kcal
3 g Eiweiß · 13 g Fett · 29 g Kohlenhydrate · 2 g Ballaststoffe

Vorbereitungszeit: etwa 30 Minuten
Kühlzeit: etwa 1 Stunde
Backzeit: etwa 45 Minuten

• Die Butter in kleine Würfel schneiden und mit dem Weizenvollkornmehl, dem Salz und dem Granulat in eine Rührschüssel geben. Diese Zutaten so lange mit der Hand vermengen, bis Brösel entstehen. Das Wasser hinzufügen und alles rasch zu einem geschmeidigen Teig verkneten.
• Den Teig zu einer Kugel formen und für etwa 1 Stunde kühl stellen.
• In der Zwischenzeit die Äpfel vierteln, schälen, vom Kerngehäuse befreien und in feine Spalten schneiden.
• Die Äpfel sofort mit dem Zitronensaft beträufeln und mit dem Ahornsirup, dem Zimt, den gewaschenen und abgetropften Rosinen und den Mandeln vermischen. Die Apfelmischung zugedeckt beiseite stellen.
• Den Backofen auf 200° vorheizen. Die Pie-Form mit etwas Butter einfetten.
• Auf einer leicht bemehlten Arbeitsfläche den Teig kurz durchkneten und in eine etwas größere und eine kleinere Teigportion aufteilen.
• Das größere Teigstück ausrollen und die Pie-Form damit auskleiden. Den überstehenden Rand abschneiden.
• Die Apfelmischung darauf verteilen.
• Die zweite Teigportion ebenfalls ausrollen und als Deckel auf die Füllung legen.
• In der Mitte ein kleines Loch als »Kamin« ausschneiden, damit der Dampf entweichen kann.
• Von dem restlichen Teig mit einem Teigrädchen oder kleinen Ausstechern Sterne, Blätter, Monde oder Streifen ausschneiden. Die Ornamente mit ein wenig Wasser befeuchten und die Pie damit verzieren.
• Die Pie im Backofen (Mitte) in etwa 45 Minuten goldbraun und knusprig backen.
• Den fertigen Kuchen aus dem Ofen nehmen

und nach Belieben mit erwärmtem Aprikosenfruchtaufstrich bestreichen.
- Die Pie in der Form abkühlen lassen und möglichst noch lauwarm servieren.

**Variante:**
Die Apple Pie können Sie auch als Dessert mit einer Vanillesauce servieren.
Für die Sauce benötigen Sie: 1 Vanilleschote, ¼ l Milch, 1 Prise Meersalz, 30 g Honig und 2 Eigelbe.
Die Vanilleschote längs halbieren und das Mark mit einem kleinen Messer herauskratzen. Die Schote, das Mark, die Milch, das Salz und den Honig in einen Topf geben und zum Kochen bringen. Den Topf von der Kochstelle nehmen und die Schote herausnehmen. Die Eigelbe mit etwas heißer Milch verquirlen und in die Milch einrühren. Die Milchmischung unter kräftigem Rühren erneut erhitzen (nicht kochen lassen), bis die Sauce bindet. Den Topf anschließend in ein Gefäß mit Eiswasser stellen und die Vanillesauce mit einem Rührbesen so lange schlagen, bis sie erkaltet ist.

Braucht etwas Zeit

## Badischer Zupfkuchen

*Zutaten für eine Springform von 26 cm ∅:*
*100 g weiche Butter · 85 g Zuckerrohrgranulat · 1 Prise Meersalz · 1 Eßl. Zitronensaft · ½ Teel. gemahlene Vanille · 1 Ei · 25 g Kakao- oder Carobpulver · 200 g Weizen, fein gemahlen · 1 Teel. Weinsteinbackpulver*
*Für den Belag: 100 g Weizen, fein gemahlen · 160 g weiche Butter · 100 g Honig · 4 Eigelbe · ½ Teel. gemahlene Vanille · 750 g Schichtkäse (20%) · 4 Eiweiße*
*Für die Form: etwas Butter*

Bei 12 Stück pro Stück etwa: 1600 kJ/380 kcal
12 g Eiweiß · 22 g Fett · 34 g Kohlenhydrate · 1 g Ballaststoffe

Vorbereitungszeit: etwa 45 Minuten
Kühlzeit: etwa 30 Minuten
Backzeit: etwa 1 Stunde

- Die Butter, das Granulat, das Salz, den Zitronensaft und die Vanille in eine Rührschüssel geben und cremig rühren. Das Ei hinzugeben und gut unterrühren.
- Den Kakao oder das Carob, das Weizenvollkornmehl und das Backpulver vermischen und mit einem Rührlöffel unter die Schaummasse mengen. Zuletzt den Teig mit der Hand kurz durchkneten und zu einer Kugel formen.
- Den Teig zugedeckt für etwa 30 Minuten kühl stellen.
- In der Zwischenzeit aus dem Weizenvollkornmehl 60 g sehr feines Vollkornmehl aussieben, so daß 40 g Kleie zurückbleiben (die Kleie zum Beispiel für ein Müsli verwenden).
- Den Backofen auf 175° vorheizen.
- Die Butter mit dem Honig, den Eigelben und der Vanille cremig rühren. Das Weizenvollkornmehl dazugeben und unterrühren.
- Den Schichtkäse durch eine Kartoffelpresse drücken oder mit einem Pürierstab pürieren und unter die Masse rühren.
- Die Eiweiße sehr steif schlagen und mit einem Rührbesen unter die Käsecreme heben.
- Die Springform mit etwas Butter einfetten.
- Den Mürbeteig kurz durchkneten und die Form mit zwei Dritteln des Teiges auskleiden, dabei einen 2–3 cm hohen Rand formen.
- Die Quarkmasse auf den Teigboden geben und glattstreichen.
- Den Rest des Teiges in kleine Flöckchen zupfen und auf der Oberfläche verteilen.
- Den Kuchen im Backofen (Mitte) in etwa 1 Stunde goldbraun backen.

• Den fertigen Käsekuchen noch etwa 5–10 Minuten im abgeschalteten Backofen stehenlassen, danach aus dem Ofen nehmen und weitere 10 Minuten in der Form auskühlen lassen.
• Den Springformrand öffnen und den Kuchen zum Erkalten auf ein Kuchengitter geben.

Ganz einfach

## Osterzopf

Bild Umschlag-Rückseite

Der Zopf gehört zu den sogenannten Gebildbroten, die bereits in der frühen Christenheit nicht nur zu Ostern, sondern zu allen hohen Festtagen gebacken wurden.

*Zutaten für einen großen Zopf:*
*400 ccm Milch · 42 g frische Hefe (1 Würfel) · 80 g Honig · 1 Prise Kardamom · 1 Prise Meersalz · 180 g weiche Butter · abgeriebene Schale von ½ unbehandelten Zitrone · 2 Eigelbe · 1 Eßl. Speisequark (20%) · 750 g Weizen, fein gemahlen · 100 g ungeschwefelte Rosinen oder Korinthen*
*Zum Bestreichen: 1 Eigelb · 2 Eßl. Milch*
*Zum Bestreuen: 1–2 Eßl. gehackte gehäutete Mandeln*
*Für das Backblech: etwas Butter*
*Für die Arbeitsfläche: etwas Mehl*
Bei 25 Stück pro Stück etwa: 840 kJ/200 kcal
5 g Eiweiß · 8 g Fett · 28 g Kohlenhydrate · 1 g Ballaststoffe

Vorbereitungszeit: etwa 40 Minuten
Ruhezeit: etwa 1 Stunde 50 Minuten
Backzeit: etwa 45 Minuten

• Die Milch in eine Rührschüssel geben und die Hefe darin auflösen. Die restlichen Zutaten hinzufügen und in etwa 10 Minuten zu einem geschmeidigen Hefeteig verkneten.
• Den Hefeteig zugedeckt an einem warmen Ort etwa 1 Stunde gehen lassen.
• Den Teig noch einmal kräftig durchkneten und noch einmal etwa 30 Minuten gehen lassen.
• Das Backblech mit etwas Butter einfetten.
• Auf einer leicht bemehlten Arbeitsfläche den Teig kurz durchkneten. Zuerst ein etwa faustgroßes Stück Teig abnehmen. Dann den restlichen Teig in drei Stücke aufteilen und zu gleich langen etwa taudicken Rollen formen.
• In der Mitte beginnend die Rollen zu einem Zopf flechten. Wenn die eine Hälfte fertig geflochten ist, den Zopf umdrehen und die andere Seite zu Ende flechten.
• Den Zopf vorsichtig auf das Backblech legen.
• Aus dem kleinen Teigstück drei dünne Rollen formen, zu einem Zopf flechten und auf die Mitte des großen Zopfes legen.
• Den Zopf zugedeckt noch etwa 20 Minuten gehen lassen.
• Den Backofen auf 200° vorheizen.
• Das Eigelb mit der Milch verquirlen und den Zopf damit bepinseln. Die Mandeln darüber streuen.
• Den Zopf im Backofen (Mitte) in etwa 45 Minuten goldbraun backen.
• Den Zopf nach dem Backen auf einem Kuchengitter auskühlen lassen.
• Den Osterzopf möglichst frisch mit etwas Butter servieren.

**Variante: Kleiner Zopf und Osterhasen**
Den Teig ohne Rosinen zubereiten und halbieren.
Für den kleinen Zopf etwa 50 g Rosinen unter die eine Teighälfte kneten, zu einem Zopf verarbeiten, mit Eigelb bestreichen und bei 180° etwa 35 Minuten backen.
Für die Osterhasen die andere Teighälfte etwa ½ cm dick ausrollen und mit einer Hasenform

Figuren ausstechen. Die Hasen mit Eigelb bestreichen und als Augen Korinthen einsetzen. Falls Sie keine Hasen-Ausstechform haben, können Sie auch eine Pappschablone anfertigen und damit die Figuren ausschneiden. Die Osterhasen in 15–20 Minuten, je nach Größe, goldbraun backen. Den gebackenen Osterhasen eine bunte Schleife um den Hals binden.

Braucht etwas Zeit · Läßt sich gut einfrieren

## Apfelstrudel

Eine Spezialität aus Österreich, die auch als Dessert sehr gut schmeckt.

*Zutaten für 2 kleine Strudel:*
*350 g Dinkel, fein gemahlen · 1 Prise Meersalz · 5 Eßl. Öl (mit neutralem Geschmack) · 2 Eigelbe · 150 ccm lauwarmes Wasser*
*Für die Füllung: 1 kg Äpfel (zum Beispiel Boskop) · Saft und Schale von 1 unbehandelten Zitrone · 60 g Walnußkerne · 100 g ungeschwefelte dunkle Rosinen · 60 g Vollkornsemmelbrösel · 1 Teel. Zimtpulver · 2 Eßl. Rum, ersatzweise Zitronensaft · 60 g Honig · 25 g kalte Butter*
*Zum Bestreichen: 1 Eigelb · 1 Eßl. Milch*
*Für das Backblech: etwas Butter*
*Für die Arbeitsfläche: etwas Mehl*
Bei 16 Stück pro Stück etwa: 970 kJ/230 kcal
4 g Eiweiß · 10 g Fett · 31 g Kohlenhydrate · 4 g Ballaststoffe pro Stück

Vorbereitungszeit: etwa 1 Stunde
Ruhezeit: etwa 45 Minuten
Backzeit: etwa 35 Minuten

- Aus dem Dinkelvollkornmehl 50 g Kleie aussieben, so daß 300 g sehr feines Vollkornmehl übrig bleiben. Die Kleie anderweitig verwenden.
- Das Dinkelvollkornmehl in eine Schüssel geben. Das Salz, das Öl, die Eigelbe und das Wasser hinzufügen und alle Zutaten zu einem geschmeidigen, elastischen Teig mit einer sehr glatten Oberfläche kneten. Den Teig in eine Folie wickeln und in einer angewärmten Schüssel etwa 45 Minuten ruhen lassen.
- In der Zwischenzeit die Füllung vorbereiten. Die Äpfel waschen, schälen, vierteln und vom Kerngehäuse befreien. In Würfel schneiden und sofort mit dem Zitronensaft übergießen.
- Die Walnußkerne grob hacken. Die Nüsse, die Zitronenschale, die Rosinen, die Semmelbrösel, den Zimt, den Rum oder den Zitronensaft und den Honig unter die Äpfel mischen. Die Apfelfarce abgedeckt beiseite stellen.
- Den Backofen auf 200° vorheizen. Ein Backblech mit etwas Butter einfetten.
- Den Strudelteig halbieren. Ein Küchentuch mit etwas Mehl bestäuben und die erste Teighälfte möglichst dünn darauf ausrollen. Die Teigränder sehr vorsichtig mit den Fingerspitzen zusätzlich etwas ausziehen.
- Die Hälfte der Apfelfarce darauf verteilen, dabei am Rand jeweils etwa 2 cm frei lassen. Die Butter ebenfalls halbieren und in Flöckchen auf die Füllung setzen.
- Den Strudel von der Längsseite her aufrollen. Das Küchentuch immer weiter anheben, so daß sich der Strudel wie von selbst aufrollt.
- Den Strudel mit Hilfe des Küchentuches auf das Backblech setzen.
- Das zweite Teigstück genauso verarbeiten.
- Das Eigelb mit der Milch verquirlen und die Strudel damit bestreichen.
- Die Strudel im Backofen (Mitte) in etwa 35 Minuten knusprig braun backen.
- Die Strudel nach dem Backen etwas ausdampfen lassen, dann in Portionsstücke schneiden. Den Apfelstrudel lauwarm mit etwas geschlagener Sahne servieren.

# Rezept- und Sachregister

*Kursiv* gesetzte Zahlen verweisen auf Farbbilder.


**A**dressen der Verbände des ökologischen Landbaus 104
Agar-Agar 11
Ahornsirup 11
Alt-Wiener Gugelhupf 92
Altländer Butterkuchen 31
Ananas 11
Ananas, Flockentorte mit Ananas 73
Anis 11
Apfel, Mohntorte mit Äpfeln 81
Apfel, Möhren-Apfeltorte 84
Apfelbutterkuchen (Variante) 31
Apfelkuchen mit Schmant 57
Apfelkuchen mit Sonnenblumenkernkruste 57, *Umschlag-Rückseite*
Apfelkuchen mit Zimt-Butterglasur 54
Apfelstrudel 98
Apfeltorte, Kokos-Apfeltorte 55
Apfeltorte, Nuß-Apfeltorte 56
Apfelwähe mit Backpflaumen 58
Apfel-Marzipanzopf *88,* 89
Apple Pie 95
Apple Pie mit Vanillesauce (Variante) 96
Aprikosen, Käsecremetorte mit Aprikosen 84
Aprikosen-Himbeer-Torte mit Sahne 66
Aprikosenkuchen mit Mandel-Sahneguß 40
Aprikosenkuchen, Zweischichtiger Aprikosenkuchen 41

**B**ackpulver 12
Backzutaten von A bis Z 11
Badischer Zupfkuchen 96
Bananen 12
Bananentorte 78
Beerenfrüchte 12
Bienenstich mit Mascarponefüllung 32
Biobin 12
Birnen 12
Birnen- oder Apfeldicksaft 12
Birnenkuchen mit gerösteten Haferflocken 60
Biskuitrolle mit Vanillecreme und Heidelbeeren 46, *Umschlag-Vorderseite*
Brioche (Variante) 93
Brombeerkuchen 61
Buchweizen 12
Buchweizen, Nußkuchen mit Buchweizen 24
Buchweizentorte mit Preiselbeeren 76
Bunte Obsttorte 38
Butter 12
Butterkuchen, Altländer Butterkuchen 31

**C**anachecreme, Torte mit Canachecreme und Kirschen 77
Carob 12
Cashewkerne 12

**D**inkel 12
Dinkel-Streuselkuchen mit Zitronenquark 33, *Umschlag-Rückseite*

**E**ier 12
Einkauf der Zutaten 11
Elsässer Rührkuchen 22
Englischer Teekuchen 16
Erdbeertorte mit Mascarponecreme *70,* 71

**F**einer Zwetschgenkuchen 53
Festtagsgugelhupf 23
Flockentorte mit Ananas 73
Florentinerschnitten 35

**G**efüllter Plunderring 26
Geräte und Backutensilien 8
Gewürzkuchen mit Mandelkruste *18,* 28
Gewürznelken 13
Glasierte Obsttorte 48
Grießkuchen mit Süßkirschen 50
Grundrezept Honigmarzipan 28
Gugelhupf, Alt-Wiener Gugelhupf 92
Gugelhupf, Festtagsgugelhupf 23

**H**afer 13
Haselnüsse 13
Hefe 13
Heidelbeeren, Biskuitrolle mit Vanillecreme und Heidelbeeren 46, *Umschlag-Vorderseite*
Herrenkuchen 52
Himbeer-Sahnerolle 42, *43*
Himbeeren, Aprikosen-Himbeertorte mit Sahne 66
Himbeertorte 63
Hirse 13
Honig 13
Honig-Nußkuchen 25

**I**ngwer 13
Irish Tea Brack 20

**J**ohannisbeer-Schichttorte 65
Johannisbeerkuchen auf dem Blech 36
Johannisbeertorte mit Nußhaube 46

**K**ardamom 13
Käsecremetorte mit Aprikosen 84
Käsekuchen mit Rosinen 94
Kindergeburtstag, Kuchen für den Kindergeburtstag 22
Kirsch-Mürbeteigkuchen 50
Kirschen, Schwarzwälder Kirschtorte 85
Kirschen, Torte mit Canachecreme und Kirschen 77
Kirschtorte mit Quarkguß und Streuseln 51
Kleine Törtchen (Variante) 23
Kleiner Zopf und Osterhasen (Variante) 98

# Rezept- und Sachregister


Kokos-Apfeltorte 55
Kokosbienenstich (Variante) 32
Kokosflocken 13
Koriander 14
Korinthen-Apfelkuchen (Variante) 33
Kuchen für den Kindergeburtstag 22

**L**eichte Quark-Joghurt-Torte 64, *Umschlag-Vorderseite*
Linzer Torte 91

**M**andeln 14
Mandelsahnerolle mit Orangenstückchen 90
Marmorkuchen 21
Marzipan, Apfel-Marzipanzopf 89
Marzipankuchen, Zwetschgen-Marzipankuchen 45, *2. Umschlagseite*
Mascarpone, Bienenstich mit Mascarponefüllung 32
Mascarpone, Erdbeertorte mit Mascarponecreme 71
Mirabellenkuchen mit Pinienkernen 49
Mohn 14
Mohnkuchen mit Butterstreuseln 34
Mohntorte mit Äpfeln 81
Möhren-Apfeltorte 84
Mürbeteig, Kirsch-Mürbeteigkuchen 50
Muskatnuß 14

**N**apfkuchen aus Quark-Rührteig 19
Nuß-Apfeltorte 56
Nüsse, Torte mit gemischten Nüssen 80, *Umschlag-Vorderseite*
Nußkuchen mit Buchweizen 24
Nußkuchen, Zimt-Nußkuchen *17,* 30

**O**bsttorte, Glasierte Obsttorte 48
Orangeat 14
Orangen, Mandelsahnerolle mit Orangenstückchen 90
Orangen-Mandelkuchen 29
Orangenmousse-Torte 75, *2. Umschlagseite*
Osterzopf 97, *Umschlag-Rückseite*

**P**ecannüsse 14
Pfirsichtorte, Schnelle Pfirsichtorte 54
Piment 14
Pinienkerne 14
Pinienkerne, Mirabellenkuchen mit Pinienkernen 49
Pistazien 14
Plunderring, Gefüllter Plunderring 26
Preiselbeeren, Buchweizentorte mit Preiselbeersahne 76

**Q**uark-Joghurt-Torte, Leichte Quark-Joghurt-Torte 64, *Umschlag-Vorderseite*
Quark-Rührteig, Napfkuchen aus Quark-Rührteig 19
Quitten-Tarte 59

**R**ehrücken mit Marzipanröllchen 27
Rhabarber-Sahnetorte 74
Rhabarberkuchen 39
Rosenkuchen 93
Rosenwasser 14
Rührkuchen, Elsässer Rührkuchen 22

**S**alz 14
Sauerkirschkuchen 35
Schmanttorte 72
Schnelle Pfirsichtorte 54
Schokolade 14
Schokoladenkuchen 25
Schwarzwälder Kirschtorte 85, *87*
Sommertorte mit Beeren und Sahne 67, *69*
Sonnenblumenkerne 14
Spritzbeutel füllen (Zeichnung) 74
Spritztüte aus Pergamentpapier (Zeichnung) 10
Stachelbeerkuchen mit Streuseln 48
Steinobst 14
Streuselkuchen, Dinkel-Streuselkuchen mit Zitronenquark 33, *Umschlag-Rückseite*
Süßkirschen, Grießkuchen mit Süßkirschen 50

**T**ips zum Verzieren und Garnieren 9
Torte mit Canachecreme und Kirschen 77
Torte mit gemischten Nüssen 80, *Umschlag-Vorderseite*
Tortenring (Zeichnung) 67
Traubenkuchen »Schwäbische Art« 61
Trockenfrüchte 15

**V**anillecreme, Biskuitrolle mit Vanillecreme und Heidelbeeren 46, *Umschlag-Vorderseite*
Vanilleschoten 15
Vollwertige Backzutaten von A bis Z 11

**W**alnüsse 15
Weizen 15
Wichtige Tips für die Praxis 6
Wilde Wachau 83
Wildpfeilwurzelmehl 15

**Z**imt 15
Zimt-Nußkuchen 30
Zitronat 15
Zitronen-Sandkuchen 19
Zitrusfrüchte 15
Zuckerrohrgranulat 15
Zupfkuchen, Badischer Zupfkuchen 96
Zweischichtiger Aprikosenkuchen 41
Zwetschgen-Marzipankuchen *44,* 45
Zwetschgencremetorte 81
Zwetschgenkuchen mit Zimtstreuseln 37

# Die Erfolgsbücher der Vollwertküche.

*Vollwertiges für Ernährungsbewußte, köstliche und gesunde Rezepte für jeden Tag.*
*Interessante, unkomplizierte Rezepte, die leicht gelingen, mit Zutaten, die überall zu bekommen sind.*

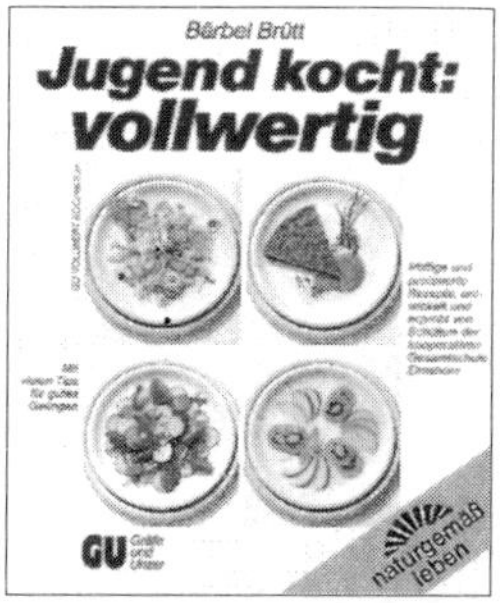


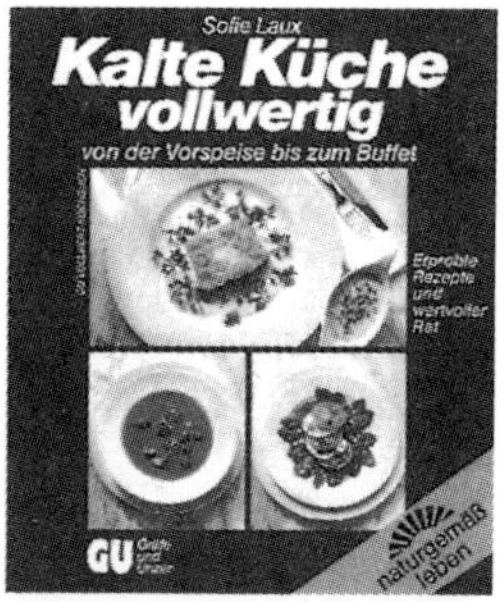


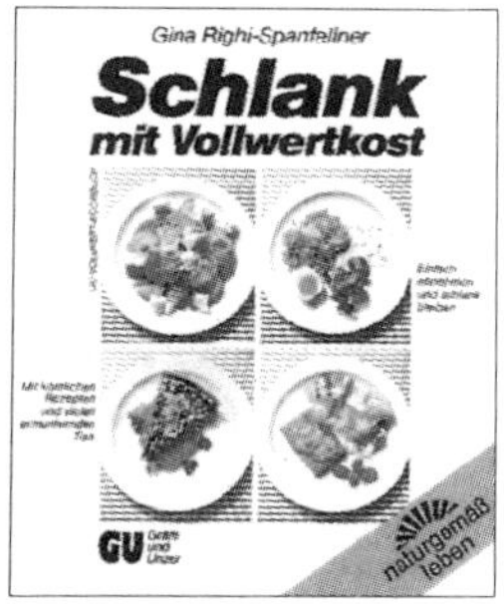


*Jeder Band mit 104 Seiten, 20–25 Farbfotos und vielen Zeichnungen. Paperback.*

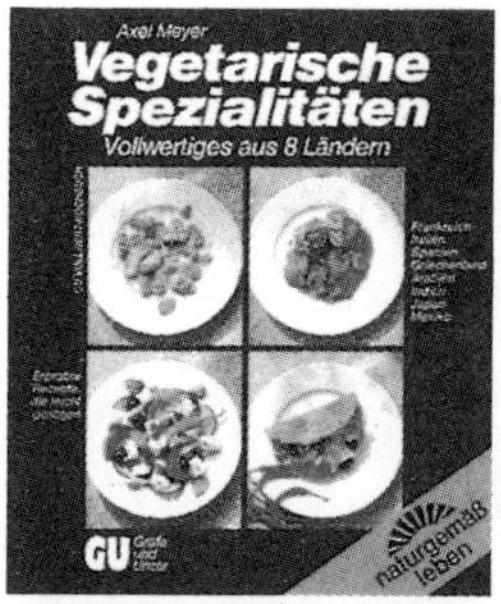


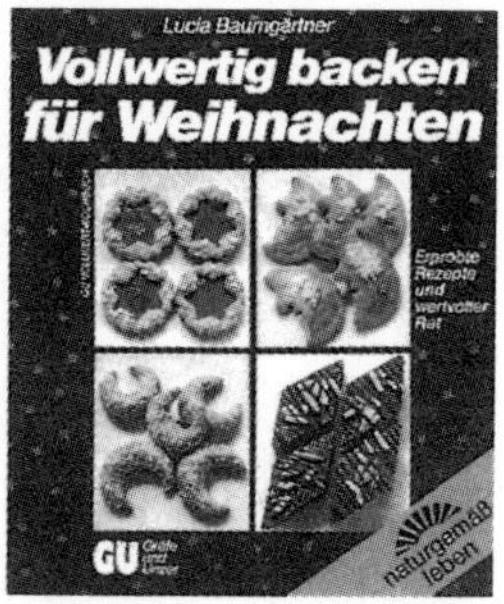


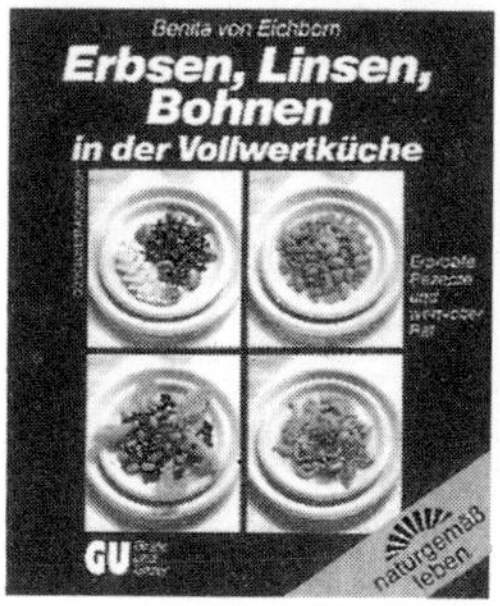


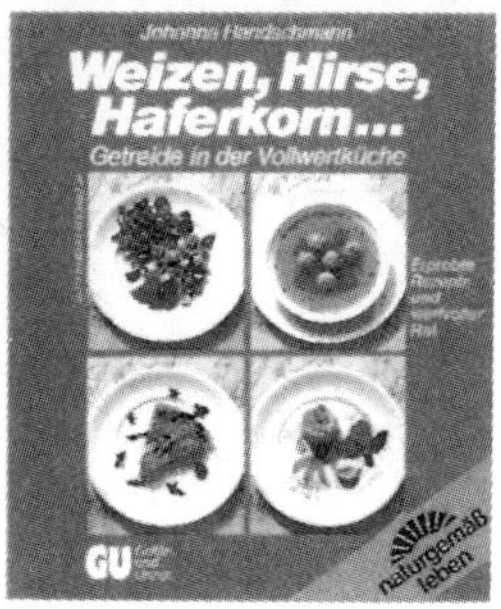


*Das zeichnet die Reihe aus:*

- *Abwechslungsreiche Rezeptvielfalt durch Autoren, die seit Jahren anerkannte Experten sind.*
- *Neben traditionellen Themen wie »Aufläufe« oder »Rohkost« auch Trend-Themen wie »Soja« oder »Hülsenfrüchte« oder pfiffige Themen wie »Jugend kocht vollwertig«.*
- *Mit wichtigen Zusatzinformationen der verwendeten Zutaten, zur Vollwert-Ernährung oder zur Kochtechnik.*

*… und weitere Themenbücher dieser Reihe:*

- *Aufläufe • Gemüse*
- *Vorratshaltung • Rohkost*
- *Vollkornbrote • Soja, und …*

GU GRÄFE UND UNZER

# Zusatzregister

Hier finden Sie ein zusätzliches Register, das Ihnen die Auswahl der Rezepte nach bestimmten Kriterien – wie »preiswert« oder »ganz leicht« – erleichtern soll.

**Braucht etwas Zeit**


Alt-Wiener Gugelhupf 92
Badischer Zupfkuchen 96
Bienenstich mit Mascarponefüllung 32
Biskuitrolle mit Vanillecreme und Heidelbeeren 46
Dinkel-Streuselkuchen mit Zitronenquark 33
Feiner Zwetschgenkuchen 53
Festtagsgugelhupf 23
Flockentorte mit Ananas 73
Gefüllter Plunderring 26
Gewürzkuchen mit Mandelkruste 28
Grießkuchen mit Süßkirschen 50
Herrenkuchen 52
Johannisbeerkuchen auf dem Blech 36
Käsecremetorte mit Aprikosen 84
Käsekuchen mit Rosinen 94
Kirschtorte mit Quarkguß und Streuseln 51
Mohntorte mit Äpfeln 81
Schwarzwälder Kirschtorte 85
Sommertorte mit Beeren und Sahne 67
Zwetschgencremetorte 81
Zwetschgen-Marzipankuchen 45


**Ganz einfach**


Apfelkuchen mit Schmant 57
Apfelkuchen mit Sonnenblumenkernkruste 57
Apfelwähe mit Backpflaumen 58
Aprikosenkuchen mit Mandel-Sahneguß 40
Buchweizentorte mit Preiselbeeren 76
Bunte Obsttorte 38
Elsässer Rührkuchen 22
Englischer Teekuchen 16
Erbeertorte mit Mascarponecreme 71
Florentinerschnitten 35
Glasierte Obsttorte 48
Irish Tea Brack 20
Kirsch-Mürbeteigkuchen 50
Kuchen für den Kindergeburtstag 22
Marmorkuchen 21
Mirabellenkuchen mit Pinienkernen 49
Napfkuchen aus Quark-Rührteig 19
Orangen-Mandelkuchen 29
Osterzopf 97
Quitten-Tarte 59
Rhabarber-Sahnetorte 74
Rhabarberkuchen 39
Schnelle Pfirsichtorte 54
Stachelbeerkuchen mit Streuseln 48
Traubenkuchen »Schwäbische Art« 61
Zimt-Nußkuchen 30
Zitronen-Sandkuchen 19
Zwetschgenkuchen mit Zimtstreuseln 37


**Eignet sich zum Einfrieren**


Altländer Butterkuchen 31
Dinkel-Streuselkuchen mit Zitronenquark 33
Gefüllter Plunderring 26
Mohnkuchen mit Butterstreuseln 34
Rosenkuchen 93
Sauerkirschkuchen 35
Zwetschgenkuchen mit Zimtstreuseln 37


**Läßt sich gut vorbereiten**


Gefüllter Plunderring 26
Honig-Nußkuchen 25
Irish Tea Brack 20
Linzer Torte 91
Möhren-Apfeltorte 84
Nuß-Apfeltorte 56
Rehrücken mit Marzipanröllchen 27
Schokoladenkuchen 25
Torte mit Canachecreme und Kirschen 77
Wilde Wachau 83
Zimt-Nußkuchen 30


**Preiswert**


Quitten-Tarte 59
Rehrücken mit Marzipanröllchen 27
Rhabarber-Sahnetorte 74
Rhabarberkuchen 39
Schmanttorte 72
Traubenkuchen »Schwäbische Art« 61
Wilde Wachau 83
Zitronen-Sandkuchen 19
Zweischichtiger Aprikosenkuchen 41
Zwetschgenkuchen mit Zimtstreuseln 37

# Zusatzregister


**Raffiniert**
Apfel-Marzipanzopf 89
Apfelkuchen mit Sonnenblumenkernkruste 57
Aprikosen-Himbeer-Torte mit Sahne 66
Aprikosenkuchen mit Mandel-Sahneguß 40
Bananentorte 78
Birnenkuchen mit gerösteten Haferflocken 60
Erdbeertorte mit Mascarpone creme 71
Festtagsgugelhupf 23
Gewürzkuchen mit Mandelkruste 28
Himbeer-Sahnerolle 42
Himbeertorte 63
Johannisbeer-Schichttorte 65
Johannisbeertorte mit Nußhaube 46
Käsecremetorte mit Aprikosen 84
Kirsch-Mürbeteigkuchen 50
Kokos-Apfeltorte 55
Leichte Quark-Joghurt-Torte 64
Mandelsahnerolle mit Orangenstückchen 90
Marmorkuchen 21
Möhren-Apfeltorte 84
Orangen-Mandelkuchen 29
Orangenmousse-Torte 75

**Schnell**
Apfelkuchen mit Zimt-Butterglasur 54
Aprikosen-Himbeer-Torte mit Sahne 66
Bunte Obsttorte 38
Elsässer Rührkuchen 22
Glasierte Obsttorte 48
Himbeertorte 63
Kuchen für den Kindergeburtstag 22
Mandelsahnerolle mit Orangenstückchen 90
Mirabellenkuchen mit Pinienkernen 49
Napfkuchen aus Quark-Rührteig 19
Nußkuchen mit Buchweizen 24
Orangen-Mandelkuchen 29
Orangenmousse-Torte 75
Schmanttorte 72
Stachelbeerkuchen mit Streuseln 48

## Adressen der Verbände des ökologischen Landbaus

demeter Biodyn
Forschungsring für Biologisch-Dynamische Wirtschaftsweise gemn. e. V.
Baumschulenweg 11
6100 Darmstadt

Biokreis Ostbayern gemn. e. V.
Rosensteig 13
8390 Passau

Bioland
Bioland – Verband für organisch-biologischen Landbau e. V.
Barbarossastr. 14
7336 Uhingen

Naturland
Verband für naturgemäßen Landbau gemn. e. V.
Kleinhaderner Weg 1
8032 Gräfelfing

ANOG
ANOG – Arbeitsgemeinschaft für naturnahen Obst, Gemüse- und Feldfruchtanbau, gemn. e. V.
Anton-Reuter-Str. 18
5400 Koblenz-Metternich

Bundesverband Ökologischer Weinbau e. V.
Obergasse 9
6719 Ottersheim/Pfalz

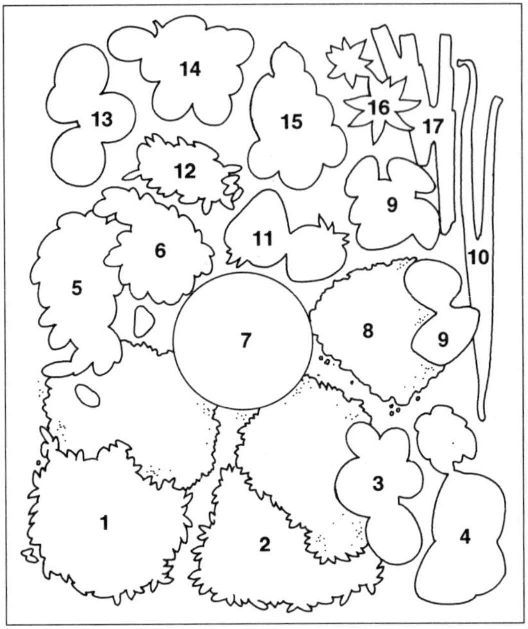


Ohne diese Zutaten ist die Vollwertbäckerei nicht denkbar:

**1** Roggen + Roggenmehl
**2** Weizen + Weizenmehl
**3** Haselnüsse
**4** Walnüsse
**5** Sultaninen
**6** Korinthen
**7** Wabenhonig
**8** Vollrohrzucker
**9** Mandeln
**10** Vanillestangen
**11** Erdbeeren
**12** Sonnenblumenkerne
**13** blaue Trauben
**14** weiße Trauben
**15** Himbeeren
**16** Sternanis
**17** Zimtstangen